養生起於自覺

　　由於 Covid-19 疫情肆虐，免[...]非常重要。有鑑於此，推廣罐療法[...]法一書帶給社會健康與發展有所貢獻。

　　我長期耕耘於自律神經醫學領域，投身於研究之餘也常參與各式研討會與講座。我發現，現代人時常處於資訊流量龐大、生活步調緊促、工作壓力大的環境，多有頭痛、失眠、憂鬱、提早老化與罹患癌症的問題。這些問題看似屬於不同領域的症狀，但其實它們皆與自律神經失調相關。當人體內的交感神經過度反應時，不僅會造成發炎，損害體內的臟器，還會因而抑制副交感神經，使得人體無法好好休息，修補受到消耗及損傷的臟器。

　　醫學源自於自然，也是我學習的對象。很多人以為醫學是利用科技控制身體，依靠藥物以為所欲為，得了所有好處卻不想承擔相對的代價。其實，醫學是教導人如何與自己的身體相存，如何與外在的大自然相處。當人懂得自律時，自然不會有病痛找上門來。同樣的，身體的反應不時的提醒我哪些部位要注意，哪些行為要修正，我們應該虛心接受，而不是將之視為煩人的「毛病」。

　　無論是在學術性的研討會上，還是走入社會的巡迴講座中，我都希望能把自己的研究化為實際的貢獻，用以幫助受病症所苦，需要開明解惑的患者。希望能吸引更多人加入自然療癒的行列，放下一昧向外追求的態度，讓自我探詢，自我省思成為養生的新觀點。

　　罐療法是一種富有中國傳統文化的中醫治療手段，在現代依然被廣泛應用到人體的疾病預防保健中。近年來，罐療法憑藉其操作簡便、經濟實用、易學易用、療效顯著、使用安全等特點越來越受人們喜歡。

目錄(一)

目錄(二)

第一篇

急救篇

第一篇　急救(1)　病名～(血壓升高)

項目	圖　　　　示	說　　　　明
氣罐療法(一)	A(雙掌捧頭) B(吸放曲池) 曲池	▲A～(雙掌捧頭)： 1.雙掌合併成碗型，捧(患者之頭部) 2.靜心，休息10分鐘 ▲B～(吸放曲池)： 1.曲池～屈肘，肘窩橫紋端 2.(曲池)x2～吸放
氣罐療法(二)	C(下推耳溝) 降壓溝 (耳背溝) D(左敦右溪) 大敦 陽溪	▲C(下推耳溝)： 以(2、3指)下推(降壓溝)36次 ▲D(左足大敦，右手陽溪) 1.大敦～(大趾)外側，去爪甲角1分 2.陽溪～(拇指)上翹，腕部凹陷處 3.(左足大敦)～掐揉 4.(右手陽溪)～吸放
氣罐療法(三)	E(吸放勞宮) 心包區(勞宮) F(吸放合谷) 合谷	▲穴位： E.勞宮～握拳，中指按壓處 F.合谷～(拇食指)張開，虎口歧骨間 ▲要領： 1.(勞宮)x2～吸放 2.(合谷)x2～吸放

項目	圖　　　示	說　　　明
氣罐療法(一)	神門 陰郄 通里 靈道	▲穴位：(手心經)／鎮定四穴 　1.神門～仰掌，掌後橫紋銳骨端 　2.陰郄～(神門)上五分 　3.通里～(神門)上1寸 　4.靈道～(神門)上1寸半 ▲要領： 　1.(鎮定四穴)～(小罐)(滑) 　2.(神門)×2～吸放
氣罐療法(二)	郄門 內關 間使 大陵	▲穴位：(手心包經)／強心四穴 　1.大陵～仰掌，腕橫紋中央 　2.內關～(大陵)上2寸 　3.間使～(大陵)上3寸 　4.郄門～(大陵)上5寸 ▲要領： 　1.(強心四穴)～(小罐)(滑) 　2.(內關)×2～吸放 　3.(神門)(內關)～吸放
氣罐療法(三)	中沖 勞宮 中沖	▲穴位： 　1.中衝～(中指)內側，去爪甲角1分 　2.勞宮～屈指握拳之中指端 ▲要領： 　1.中沖～掐 　2.(勞宮)×2～吸放

8

第一篇　急救(3)　病名～(心絞痛)		
項目	圖　　　　　　　示	說　　　　　明
急救特殊療法	服 → A硝酸甘油片 / B硝化甘油 / C舌下錠	1.速服（ A 或 B 或 C ）等藥，唯平時應備用 2.同時調整床位（頭高足低）減少靜脈回流
氣罐療法(一)	（叩至陽） 至陽	▲穴位 　至陽～T7下凹處 ▲要領 　1.(至陽)～叩擊81次 　2.(至陽)～吸放
氣罐療法(二)	神門　內關	▲穴位 　1.神門～仰掌，腕部 　　（小指）銳骨端 　2.內關～仰掌，腕紋中 　　上2寸 ▲要領 　(神門)(內關)～吸放

第一篇 急救(4) 病名～(心力衰竭)		
項目	圖　　　　　示	說　　　　　明
急救特殊療法	（掐人中）　　　（按壓心臟） 人中	▲掐人中～ 　1.人中～(人中溝)上1/3處 　2.以(拇指甲)強掐(人中)至甦醒止 ▲按壓心臟： 　1.手交叉，臂伸直 　2.壓迫胸腔之劍突上方 　3.適力執行15次心臟按摩 　　(1秒1次)
氣罐療法（一）	天突 乳根　　　乳根 膻中	▲療位： 　1.天突～膻中 　2.乳上 　3.乳下 　4.乳房 ▲要領： 　1.(天突--膻中)～滑 　2.(乳上、乳下)～滑 　3.(乳房)～吸放30分鐘
氣罐療法（二）	肘橫紋 內關 腕橫紋　神門	▲穴位： 　1.神門～仰掌，腕部(小指)銳骨端 　2.內關～仰掌，腕中上2寸 ▲要領： 　1.(神門)～(內關)～吸放

項目	圖　　　　　示	說　　　　　明
急救特殊療法		▲迅速服藥： 1.速服（A或B或C）等藥，唯平時應備用 2.同時調整床位(頭高足低)減少靜脈回流 ▲按壓心臟： 1.手交叉，臂伸直 2.壓迫胸腔之劍突上方 3.適力執行15次心臟按摩(1秒1次)
氣罐療法(一)		▲療位： 1.天突～膻中 2.乳上 3.乳下 4.乳房 ▲要領： 1.(天突--膻中)～滑 2.(乳上、乳下)～滑 3.(乳房)～吸放30分鐘
氣罐療法(二)		▲穴位： 1.神門～仰掌，腕部(小指)銳骨端 2.內關～仰掌，腕中上2寸 ▲要領： 1.(神門)～(內關)～吸放

第一篇　急救(6)　病名～(呼吸困難)

項目	圖　　　示	說　　　明
急救特殊療法		1.正坐垂膝，手指交叉 2.吸氣～眼看左臂，臂伸直 3.吐氣～發（哈）聲 4.吐畢～肩先放鬆，手向外收回 5.連續作6次
氣罐療法 (一)		▲療位： 　1.天突～膻中 　2.乳上 　3.乳下 　4.乳房 ▲要領： 　1.(天突--膻中)～滑 　2.(乳上、乳下)～滑 　3.(乳房)～吸放30分鐘
氣罐療法 (二)		▲療位： 　1.後頸 　2.斜方肌 　3.背部(心肺區) ▲要領： 　1.(後頸)(斜方肌)～滑 　2.背部(心肺區)～滑、吸放

12

項目	圖　　　示	說　　　明
急救特殊療法		▲敲打T3： 　1.握拳，適力敲打T3兩側 　2.敲打數次 ▲抓捏胸鎖乳突肌： 　1.以(指腹)抓捏左(胸鎖乳突肌)數次 　2.換手，抓捏右側數次 　3.一面急救，一面送醫治療
氣罐療法(一)		▲穴位： 　1.定喘～(大椎)旁開5分 　2.肺俞～T3下旁開1.5寸 　3.氣喘～T7旁開2寸 ▲要領： 　1.(定喘→肺俞→氣喘)～滑 　2.(定喘)×2(肺俞)×2(氣喘)×2～吸放
氣罐療法(二)		▲療位： 　1.天突～膻中 　2.乳上 　3.乳下 　4.乳房 ▲要領： 　1.(天突--膻中)～滑 　2.(乳上、乳下)～滑 　3.(乳房)～吸放30分鐘

項目	圖　　示　　說　　明

急救特殊療法

（A方）　　　　　（B方）

(高麗菜)厚葉、洗淨
絞汁(半碗)
＋
鹽
白糖

山楂
一些　→　喝
山楂湯

▲A方：
　一服見效

▲B方：(喝山楂湯)
1. 先炒(山楂)，不必熟
2. 再加(蔥鬚)(糖)(3碗水)
　，煎成(1碗)
3. 如(紅痢)，加(白糖)
　如(白痢)，加(紅糖)
4. 療效特佳

氣罐療法(一)

肘橫紋

內關
神門
腕橫紋

▲穴位：
1. 神門～仰掌，腕部(小
　指)銳骨端
2. 內關～仰掌，腕中上2寸

▲要領：
1. (神門)～(內關)～吸放

氣罐療法(二)

(臍)
天樞　　　天樞
足三里　　止瀉

▲穴位：
1. 天樞～(臍)旁開各2寸
2. 止瀉～(臍)下2.5寸
3. 足三里～(外膝眼)下3寸

▲要領：
1. (天樞)×2～吸放
2. (止瀉)～吸放
3. (足三里)×2～吸放

- 天下祇有懶女人
- 天下沒有醜女人
- 天下祇有懶惰不動、病死的人
- 天下沒有力行養生、短命的人

第二篇

保健篇

項目	圖　　　　示	說　　　　明
步驟（一）		▲部位：（額頭）（眉毛） ▲要領： 　1.印堂～（小罐）（向上滑） 　2.眉上～（小罐）（向上滑） 　3.眉毛～（小罐）（向眉尾滑） ▲各滑9次
步驟（二）		▲部位：（眼袋）（鼻孔旁） ▲要領： 　4.下眼皮～（小罐）（向眼尾滑） 　5.迎香～（小罐）（向太陽滑） ▲各滑9次
步驟（三）		▲部位：（嘴角）（下巴） ▲要領： 　6.地倉～（小罐）（向耳中滑） 　7.承漿～（小罐）（向耳下滑） ▲各滑9次 ▲上述步驟（一）（二）（三）先滑左臉，再滑右臉

項目	圖　　　　　示	說　　　明
步驟(四)〜排毒		▲排毒部位：(前頸)(側頸) ▲要領： 　8.前頸〜(小罐)(向下巴滑) 　9.側頸〜(小罐)(太陽→耳門→耳後→向肩內滑) ▲各滑6次
步驟(五)〜加強		▲加強部位：(額頭)(眼睛)(眼袋)(鼻側) ▲要領： 　(1.2)額頭〜(小小罐)(向上滑) 　(A)上眼皮〜(小小罐)(向眼尾滑) 　(4)下眼皮〜(小小罐)(向眼尾滑) ▲各滑9次
步驟(六)〜加強		▲加強部位：(額頭)(眼睛)(眼袋)(鼻側) ▲要領： 　(1.2)額頭〜(平罐)(向上滑) 　(A)上眼皮〜(平罐)(向眼尾滑) 　(4)下眼皮〜(平罐)(向眼尾滑) ▲各滑9次

項目	圖　　　　　　示	說　　　　　明
保健目的	健胸　美胸　豐胸	▲健胸～防乳癌、消硬塊、健心肺、強子宮 ▲美胸～防乳(下垂、外擴)及美化雙峰 ▲豐胸～使(雙乳)豐滿,增加自信
步驟(一)	天突 膻中	▲部位：(天突～膻中) ▲要領： 　1.小罐 　2.向下滑 　3.滑9次
步驟(二)		▲部位：(上胸線) ▲要領： 　1.小罐 　2.向外滑 　3.滑9次

第二篇　保健(二)　每日(健胸.美胸.豐胸)DIY

項目	圖　　　　　　示	說　　　　　　明
步驟(三)		▲部位：下胸線 ▲要領： 　1.小罐 　2.向外滑 　3.滑9次
步驟(四)		▲部位：(乳房圓周) ▲要領： 　1.(小罐) 　2.以(乳頭)為中心，向外側(由小而大)劃圓，滑9次 　3.由外向(乳頭)向心滑
步驟(五)		▲部位：(雙乳房) ▲要領： 　1.依(乳房)大小，選擇杯型 　2.吸放30分鐘

項目	圖　　　示	說　　　明
步驟 (一) 開腰穴	 命門　　　腰陽關	▲部位： 　1.(L.S)膀胱經 　2.(L.S)督脈 　3.命門～L2 L3之中 ▲要領： 　1.(L.S)膀胱經～(滑)(吸放) 　2.(L.S)督脈～吸放 　3.(命門)(腰陽關)～吸放
步驟 (二) 啟動甲狀腺		▲部位： 　1.前頸(中) 　2.前頸(兩側) ▲要領： 　1.前頸(中)～(向上滑) 　2.前頸(兩側)～(向上滑)
步驟 (三) 塑腹部	 北　(臍) 西　　東 南	▲部位： 　1.(臍)上、下各2寸 　2.(臍)左、右各2寸 ▲要領： 　1.(臍)/東南西北～(滑) 　　(小罐)(順圓) 　2.(臍)/北南～特波吸放 　　15分鐘 　3.(臍)/東西～特波吸放 　　15分鐘

項目	圖　　　示	說　　　明
步驟 (四) 側腹排毒	（側腹排毒）	▲部位： 　腋～腰～鼠蹊 ▲要領： 　A.上側腹～特波吸放5分鐘 　B.中側腹～特波吸放5分鐘 　C.下側腹～特波吸放5分鐘
步驟 (五) 塑臀腿	（塑臀腿） 環跳　承扶　承山　膀胱經　委中　承山　足三里　三陰交	▲部位： 　1.臀部 　2.大腿 　3.小腿 ▲要領： 　1.臀部／(環跳)x2～特波 　　吸放／5分鐘 　2.大腿／(承扶)x2～特波 　　吸放5分鐘 　3.小腿／(承山)x2(足三 　　里)x2(三陰交)x2～吸 　　放
步驟 (六) 塑肩臂	（塑肩臂） 肩胛骨　大臂	▲部位： 　1.肩胛骨 　2.大臂 ▲要領： 　1.(肩胛骨)x2～特波吸放 　　5分鐘 　2.(大臂)～特波吸放5分鐘

項目	圖　　　　示	說　　　　明
心經 DIY 調理 (一)		▲療位： 1.天突～膻中 2.乳上 3.乳下 4.乳房 ▲要領： 1.（天突--膻中）～滑 2.（乳上、乳下）～滑 3.（乳房）～吸放30分鐘
心經 DIY 調理 (二)	 極泉 青靈 少海	▲療位： 1.手心經 2.神門（原穴）～仰掌，掌後銳骨端 3.支正（絡穴）～俯掌，腕後外廉5寸 ▲要領： 1.手心經～（小罐）（滑） 2.（神門）（支正）～吸放 ※支正～請查閱P22
心經 DIY 調理 (三)	靈道　通里 陰郄　神門 少府 少衝	▲療位： 1.手心包經 2.大陵（原穴）～仰掌.腕紋中央 3.外關（絡穴）～俯掌.腕紋中上2寸 ▲要領： 1.手心包經～（小罐）（滑） 2.（大陵）（外關）～吸放

項目	圖　　　示	說　　　明
小腸經DIY調理(一)		1.(額頭)～向上滑 2.(眉毛)～向(眉尾)滑 3.(眼袋)～向(眼尾)滑 4.(迎香)～向(太陽)滑 5.(地倉)～向(耳中)滑 6.(承漿)～向(耳下)滑 7.(前頸)～向(下巴)上滑 8.(太陽→耳門→耳後→內肩)～(滑)(排毒)
小腸經DIY調理(二)		▲療位： 　1.手小腸經 　2.陽谷～手外側，腕中兌骨下陷中 　3.養老～手髁骨上孔際 ▲要領： 　1.手小腸經(小罐)(滑) 　2.(陽谷)(養老)～吸放
小腸經DIY調理(三)		▲穴位： 　1.腕骨(原穴)～掌後外側腕高骨前陷中 　2.通里(絡穴)～(神門)上1寸 ▲要領： 　(腕骨)(通里)～吸放 ※通里～請查閱P21

項目	圖　　　　示	說　　　　明
膀胱經 DIY 調理 (一)		1.(額頭)～向上滑 2.(眉毛)～向(眉尾)滑 3.(眼袋)～向(眼尾)滑 4.(迎香)～向(太陽)滑 5.(地倉)～向(耳中)滑 6.(承漿)～向(耳下)滑 7.(前頸)～向(下巴)上滑 8.(太陽→耳門→耳後→內肩)～(滑)(排毒)
膀胱經 DIY 調理 (二)		▲穴位： 1.腎俞～L2下旁開1.5寸 2.膀胱俞～S2下旁開1.5寸 3.委中～(膝膕)中央 4.昆侖～(外踝)(跟腱)之中 ▲要領： 1.(腎俞)×2(膀胱俞)×2～吸放 2.(委中)×2～吸放 3.(昆侖)(太谿)～吸放
膀胱經 DIY 調理 (三)		▲穴位： 1.京骨(原穴)～足外側大骨下赤白肉際陷中 2.大鐘(絡穴)～(太谿)下5分之後方 ▲要領： (京骨)(大鐘)～吸放 ※大鐘～請查閱P24

項目	圖　　　　示	說　　　　明
腎經DIY調理(一)	腎俞　大赫　命門　腎俞　(臍)　(氣海)　(關元)　(中極)	▲穴位： 1.大赫～(中極)旁開5分 2.腎俞～L2下旁開1.5寸 ▲要領： 1.(大赫)×2～吸放 2.(腎俞)×2～吸放
腎經DIY調理(二)	陰谷	▲穴位： 1.足內側(腎經) 2.湧泉～足心，卷趾時 　凹陷處 3.太谿～(內踝)(跟腱)之中 4.復溜～(太谿)上2寸 ▲要領： 1.足內側(腎經)～滑 2.(湧泉)×2～吸放 3.(太谿)(復溜)～吸放
腎經DIY調理(三)	築賓　交信　復溜　照海　水泉　大鍾　太谿　然谷　湧泉	▲穴位： 1.太谿(原穴)～(內踝) 　(跟腱)之中 2.飛揚(絡穴)～(昆侖) 　上7寸 ▲要領： 1.(太谿)(飛揚)～吸放 2.飛揚～請查閱P23

項目	圖　　　示　　　說　　　明	
心包經DIY調理(一)		▲療位： 　1.天突～膻中 　2.乳上 　3.乳下 　4.乳房 ▲要領： 　1.(天突--膻中)～滑 　2.(乳上、乳下)～滑 　3.(乳房)～吸放/30分鐘
心包經DIY調理(二)		▲療位： 　1.手(心包經) 　2.曲澤～肘橫紋上，大筋內陷中 　3.內關～仰掌，腕紋中上2寸 ▲要領： 　1.手(心包經)～(小罐)(滑) 　2.(曲澤)(內關)吸放
心包經DIY調理(三)		▲穴位： 　1.大陵(原穴)～仰掌，腕紋中央 　2.外關(絡穴)～俯掌，腕紋中上2寸 ▲要領： 　1.(大陵)(外關)～吸放 　2.外關～請查閱P26

項目	圖　　　　示	說　　　　明
三焦經 DIY 調理 (一)		1.(額頭)～向上滑 2.(眉毛)～向(眉尾)滑 3.(眼袋)～向(眼尾)滑 4.(迎香)～向(太陽)滑 5.(地倉)～向(耳中)滑 6.(承漿)～向(耳下)滑 7.(前頸)～向(下巴)上滑 8.(太陽→耳門→耳後→內肩)～(滑)～(排毒)
三焦經 DIY 調理 (二)		▲療位： 1.手(三焦經) 2.天井～肘尖上1寸 3.外關～俯掌腕紋中上2寸 ▲要領： 1.手(三焦經)～(滑)(小罐) 2.(天井)(外關)～吸放
三焦經 DIY 調理 (三)		▲穴位： 1.陽池(原穴)～俯掌，腕紋中央 2.內關(絡穴)～仰掌，腕紋中上2寸 ▲要領： 1.(陽池)(內關)～吸放 2.內關～請查閱P25

項目	圖　　示	說　　明
胆經DIY調理(一)	風池 肩井 日月	▲穴位： 1.風池～(風府)兩旁之髮際邊 2.肩井～(肩髃)(大椎)之中 3.日月～乳頭下，第7.8肋骨間 ▲要領： 1.(風池)～×2吸放 2.(肩井)～×2吸放 3.(日月)～吸放
胆經DIY調理(二)	居髎 環跳 風市 中瀆 (足)陽關 陽陵泉 陽交　外丘 光明 陽輔 懸鍾 丘墟 (足)臨泣 地五會 俠谿 (足)竅陰	▲療位： 1.足(胆經) 2.環跳～屈腿，大轉子後陷中 3.陽陵泉～膝外側，腓骨小頭微前方 4.俠谿～第(4.5)趾縫上5分 ▲要領： 1.足(胆經)～滑(小罐) 2.(陽陵泉)(俠谿)～吸放 3.(太谿)(復溜)～吸放
胆經DIY調理(三)		▲穴位： 1.丘墟(原穴)～外踝下，微前陷中 2.蠡溝(絡穴)～內踝上5寸 ▲要領： 1.(丘墟)(蠡溝)～吸放 2.蠡溝～請查閱P28

項目	圖　　　　示	說　　　　明
肝經DIY調理(一)		▲穴位： 　1.期門～乳頭下數二肋 　2.章門～側臥屈腿肘尖處 　3.肝胆 ▲要領： 　1.(期門)(章門)(肝胆) 　　～滑 　2.(期門)(章門)(肝胆) 　　～吸放
肝經DIY調理(二)		▲療位： 　1.足(肝.經) 　2.曲泉～膝內側，膝膕橫 　　紋端 　3.蠡溝～內踝上5寸 　4.太沖～第1.2趾歧骨相接 　　處 ▲要領： 　1.足(肝經)～滑 　2.(曲泉)(蠡溝)～吸放 　3.(太沖)×2～吸放
肝經DIY調理(三)		▲穴位： 　1.太沖(原穴)～第1.2趾 　　歧骨相接處 　2.光明(絡穴)～外踝直上 　　5寸 ▲要領： 　1.(太沖)(光明)～吸放 　2.光明～請查閱P27

期門
章門

急脈
陰廉
(足)五里

陰包
曲泉
膝關
中都
蠡溝
中封
太街
行間
大敦

項目	圖　　　示	說　　　明
肺經DIY調理（一）		▲療位： 1.天突～膻中 2.乳上 3.乳下 4.乳房 ▲要領： 1.（天突--膻中）～滑 2.（乳上、乳下）～滑 3.（乳房）～吸放/30分鐘
肺經DIY調理（二）		▲療位： 1.手（肺經） 2.尺澤～仰掌，肘橫紋中偏橈側 3.魚際～第1掌骨中央，赤白肉際處 ▲要領： 1.手（肺經）～（滑） 2.（尺澤）（魚際）吸放
肺經DIY調理（三）		▲穴位： 1.太淵（原穴）～仰掌，腕橫紋橈側動脈處 2.偏歷（絡穴）～俯掌，腕橫紋後橈側3寸處 ▲要領： 1.（太淵）（偏歷）～吸放 2.偏歷～請查閱P30

項目	圖　　　　示	說　　　　明
大腸經DIY調理（一）	（開　運　美　容） 	1. (額頭)～向上滑 2. (眉毛)～向(眉尾)滑 3. (眼袋)～向(眼尾)滑 4. (迎香)～向(太陽)滑 5. (地倉)～向(耳中)滑 6. (承漿)～向(耳下)滑 7. (前頸)～向(下巴)上滑 8. (太陽→耳門→耳後→內肩)～(滑)(排毒)
大腸經DIY調理（二）		▲療位： 　1. 手(大腸經) 　2. 曲池～屈肘肘窩橫紋端 　3. 手三里～(曲池)下2寸 　4. 陽溪～(拇指)上翹，後陷處 ▲要領： 　1. 手(大腸經)～(小罐)(滑) 　2. (曲池)(手三里)～吸放 　3. (陽溪)(合谷)～吸放
大腸經DIY調理（三）		▲穴位： 　1. 合谷(原穴)～(拇食指)張開虎口歧骨間 　2. 列缺(絡穴)～兩虎口交叉食指端 ▲要領： 　1. (合谷)(列缺)～吸放 　2. 列缺～請查閱P29

30

項目	圖　　　　　示	說　　　　　明
胃 經 DIY 調 理 (一)	(開 運 美 容) 印堂 太陽　　　太陽	1.(額頭)～向上滑 2.(眉毛)～向(眉尾)滑 3.(眼袋)～向(眼尾)滑 4.(迎香)～向(太陽)滑 5.(地倉)～向(耳中)滑 6.(承漿)～向(耳下)滑 7.(前頸)～向(下巴)上滑 8.(太陽→耳門→耳後→內 　肩)～(滑)(排毒)
胃 經 DIY 調 理 (二)	 伏兔 陰市 梁丘 犢鼻 (足)三里	▲療位： 　1.足(胃經) 　2.梁丘～膝上2寸 　3.足三里～(外膝眼)下3寸 　4.豐隆～(外踝)上8寸 ▲要領： 　1.足(胃經)～(滑)(小罐) 　2.(梁丘)(豐隆)～吸放 　3.(足三里)x2～吸放
胃 經 DIY 調 理 (三)	豐隆　上巨虛 　　　　條口 　　　　下巨虛 　　解谿 陷谷　衝陽 　　內庭 厲兌	▲穴位： 　1.衝陽(原穴)～足背最高 　　處(第2.3)蹠骨間 　2.公孫(絡穴)～足背最高 　　處，內移骨邊 ▲要領： 　1.(沖陽)(公孫)～吸放 　2.公孫～請查閱P32

項目	圖　　　示	說　　　明
脾經DIY調理(一)		▲療位： 　1.天突～膻中 　2.乳上 　3.乳下 　4.乳房 ▲要領： 　1.(天突--膻中)～滑 　2.(乳上、乳下)～滑 　3.(乳房)～吸放/30分鐘
脾經DIY調理(二)		▲療位： 　1.足(脾經) 　2.血海～垂足,手按膝蓋 　　拇指向內指端處 　3.陰陵泉～小腿內側,脛 　　骨內,後下緣 　4.三陰交～(內踝)上3寸 　5.公孫～足背最高點,內 　　移骨邊處 ▲要領： 　1.足(脾經)～(小罐)(滑) 　2.(血海)(陽陵泉)吸放 　3.(三陰交)(公孫)～吸放
脾經DIY調理(三)		▲穴位： 　1.太白(原穴)～(大趾)本節 　　後,赤白肉際處 　2.豐隆(絡穴)～(外踝)上 　　8寸 ▲要領： 　1.(太白)(豐隆)～吸放 　2.豐隆～請查閱P31

項目	圖　　　　示	說　　　　明
	第二篇　保健（四）每週日（經絡內臟調理～任脈）DIY	
任脈DIY調理（一）		▲療位： 　1.天突～膻中 　2.乳上 　3.乳下 　4.乳房 ▲要領： 　1.（天突--膻中）～滑 　2.（乳上、乳下）～滑 　3.（乳房）～吸放/30分鐘
任脈DIY調理（二）		▲療位：（上腹） 　1.膻中→神闕 　2.上脘～（臍）上5寸 　3.下脘～（臍）上2寸 ▲要領： 　1.（膻中→神闕）～（滑） 　　（小罐） 　2.（上脘）（下脘）～吸放
任脈DIY調理（三）		▲療位：（下腹） 　1.神闕→曲骨 　2.氣海～（臍）下1.5寸 　3.關元～（臍）下3寸 　4.中極～（臍）下4寸 　5.曲骨～（臍）下5寸 ▲要領： 　1.（神闕→曲骨）～（滑） 　　（小罐） 　2.（氣海、關元）（中極、 　　曲骨）～吸放

項目	圖　　　　　　示	說　　　　　　明
督脈 DIY 調理 (一)	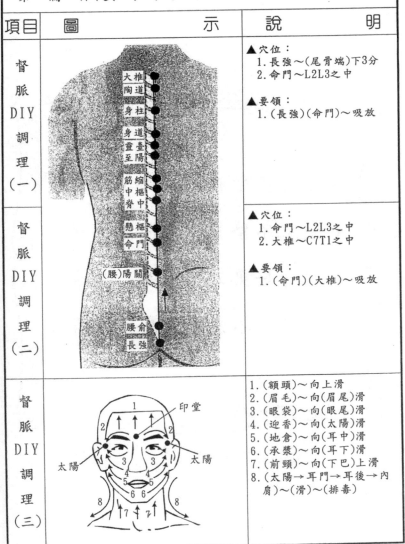	▲穴位： 　1.長強～(尾骨端)下3分 　2.命門～L2L3之中 ▲要領： 　1.(長強)(命門)～吸放
督脈 DIY 調理 (二)		▲穴位： 　1.命門～L2L3之中 　2.大椎～C7T1之中 ▲要領： 　1.(命門)(大椎)～吸放
督脈 DIY 調理 (三)		1.(額頭)～向上滑 2.(眉毛)～向(眉尾)滑 3.(眼袋)～向(眼尾)滑 4.(迎香)～向(太陽)滑 5.(地倉)～向(耳中)滑 6.(承漿)～向(耳下)滑 7.(前頸)～向(下巴)上滑 8.(太陽→耳門→耳後→內 　肩)～(滑)～(排毒)

圖中穴位標示（由上而下）：大椎、陶道、身柱、身道、靈臺、至陽、筋縮、中樞、脊中、懸樞、命門、(腰)陽關、腰俞、長強

臉部圖標示：印堂、太陽

34

- 整骨不整肌，視同不懂醫

- 整肌不整骨，視同不會醫

- 經骨好弟兄，治療一起來

- 有效又不痛，治療高境昇

第三篇

治療篇

第三篇　(1) 病名 ～(肝臟病)

	內　因	外　因	他　因
病 因	1.感染濾過性病毒 2.肝氣鬱結 3.肝膽濕熱	1.服用(抗生物質) 　或(抗癌藥劑) 　(鎮靜劑)等藥物 　所致 2.T5～T10之神經 　受壓迫	1.飲酒過量 2.輸血感染
氣 罐 療 法 (一)	至陽　肝俞　膽俞　脾俞		▲穴位： 　1.至陽～T7棘突下 　2.肝俞～T9旁開1.5寸 　3.膽俞～T10旁開1.5寸 　4.脾俞～T11旁開1.5寸 ▲要領： 　1.(至陽)～吸放 　2.(肝俞、膽俞、脾俞) 　　～吸放
氣 罐 療 法 (二)	足三里　太衝		▲穴位： 　1.太衝～(1、2趾)(趾縫上 　　歧骨處) 　2.足三里～(外膝眼)下3寸 ▲要領： 　1.(太衝)×2～吸放 　2.(足三里)×2～吸放

項目	圖　　　示	說　　　明

第三篇　（1）病名～（肝臟病）

項目	圖示	說明
氣罐療法（三）		▲療位：（循肝經） 　期門→章門→鼠蹊→內側腿 ▲要領： 　1.循經～滑 　2.(期門、章門)x2～吸放
氣罐療法（四）		▲療位： 　1.(枕6) 　2.G～肝臟 ▲要領： 　1.(枕6)～吸放 　2.(G肝)～(滑)(吸放)
特殊療法	（甩手） （A方）五爪金鷹 ＋ 紅糖水 → 文火慢煮 （B方）蜈蚣草4兩 ＋ 水 → 煮 （C方）山萵苣根2兩 ＋ 水6碗 → 煮2碗	▲甩手： 　1.立正，兩腳打開，同肩寬 　2.腳趾用力抓地下 　3.兩臂伸直，前後搖甩 　4.向後用力點，自然向前回 　5.每甩9次，微蹲1次 　6.眼睛平視，心無雜念 　7.甩20～30分鐘，效果佳 ▲秘方： 　A方～當茶喝 　B方～當茶喝 　C方～當茶喝

	內　因	外　因	他　因
病因	1.(心、肝、膽、脾、)病變，因氣血凝結，經絡阻滯所致 2.肝火偏亢，濕熱蘊結 3.心肝火毒熏蒸 4.肝腎火毒，濕熱蘊結 5.陰虛兼鬱熱	1.C5C8神經受壓迫 2.T4T9T10T11神經受壓迫 3.L3神經受壓迫	▲輕型： 　1.疱疹附近膚色～紅色 　2.疱疹形狀～小栗粒狀 　3.感受～灼熱疼痛 ▲中型： 　1.疱疹附近膚色～嫩紅，晶瑩腫脹 　2.疱疹形狀～蔟狀水疱 　3.感受～灼熱疼痛 ▲重型： 　1.疱疹附近膚色～赤色或紫色 　2.疱疹形狀～膿痂 　3.感受～灼熱，劇痛難忍全身不適疼痛
氣罐療法（一）			▲穴位： 　1.心俞～T5下旁開1.5寸 　2.肝俞～T9下旁開1.5寸 　3.膽俞～T10下旁開1.5寸 　4.脾俞～T11下旁開1.5寸 　5.腎俞～L2下旁開1.5寸 ▲要領： 　1.(心俞)×2～吸放 　2.(肝俞、膽俞、脾俞)×2～吸放 　3.(腎俞)×2～吸放
氣罐療法（二）			▲穴位： 　1.曲池～屈肘肘窩橫紋端 　2.合谷～(1.2指)張開，虎口歧骨間 　3.三陰交～(內踝)中上3寸 ▲要領： 　1.(曲池)(合谷)～吸放 　2.(三陰交)×2～吸放

第三篇 (2) 病名 ~(帶狀疱疹)

項目	圖　　　　　示	說　　　　　明
氣罐療法 (三)		▲療位： 　(疱疹)週圍 ▲要領： 　1.(疱疹)痘，禁(滑拔) 　2.(疱疹)週圍~(滑)(吸放)
特殊療法 (一)		▲刺泡週圍： 　1.(疱疹)禁刺 　2.(疱疹)週圍約2公分處，刺(3~5)下，使其出血 　3.每日一次 　4.(3~7)次治癒 　5.刺後擦藥 ▲擦藥： 　A.含羞草~鮮葉搗爛外敷 　B.虎耳草~鮮葉搗汁，塗患部 　C.八角蓮~研末，(醋)調塗患部
特殊療法 (二)		▲療位~(肘窩) 　中午12時，拍打(肘窩) 　先刺(大泡)，後敷藥 ▲療位~(疱疹阿是)/敷藥 ▲D方： 　1.將(白芨)蘸水和(雄黃)共研成(稀糊狀) 　2.外塗於(患處)，每日三次，三日痊癒 ▲E方：(大黃五倍子膏) 　1.(四藥)共為細末 　2.加(凡士林)配成30%軟膏 　3.貼敷患處 　4.隔日一次，4次治癒

第三篇 （3）病名 ～（心臟病）

	內　因	外　因	他　因
病 因	1.(心肺)功能不佳 2.(心經)病變 3.血管阻塞	1.自律神經失調 2.C7及T1～T6之 　神經受壓迫	1.喝酒過量 2.抽煙過量 3.強烈之精神壓力
氣 罐 療 法 （一）		▲療位： 　1.(T1～T12)膀胱經 　2.(T1～T12)督脈 ▲要領： 　1.(T1～T12)膀胱經～滑 　2.(T1～T12)督脈～吸放	
氣 罐 療 法 （二）		▲療位： 　1.天突～膻中 　2.乳上 　3.乳下 　4.乳房 ▲要領： 　1.(天突--膻中)～滑 　2.(乳上、乳下)～滑 　3.(乳房)～吸放/30分鐘	

項目	圖　　　　示	說　　　　明
氣罐療法（三）	神門／陰郄／通里／靈道	▲療位： 1.手(心經) 2.鎮定四穴 ▲要領： 1.手(心經)～(小罐)(滑) 2.(神門、陰郄)(通里、靈道)～吸放
氣罐療法（四）	肘橫紋　(J)間使　(J)郄門　(G)大陵　(H)內關　腕橫紋	▲療位： 1.手(心包經) 2.強心四穴 ▲要領： 1.手(心包經)～(小罐)(滑) 2.(大陵、內關)(間使、郄門)～吸放
特殊療法	（A方） 蕺菜／鮮根莖3錢 → 嚼服 （B方） 白鶴靈芝草／根2兩 → (豬心)內 （C方） 乾(艾)／1大匙 → 沖服	▲A方： 1.連嚼10天 2.別名(魚腥草)(臭瘟草) ▲B方：燉服 ▲C方： 1.熱水沖服 2.早晚各1杯

	內　　因	外　　因	他　　因
病 因	1.心臟病 2.血液循環不良 3.呼吸器官病 4.腎炎 5.心氣虛、心血不足、心血瘀阻 6.支氣管腫脹	1.自律神經失調 2.C1C2C6C7錯位 3.T1T2T3T4錯位	1.貧血 2.肥胖 3.更年期障礙
氣 罐 療 法 （一）			▲療位： 1.天突～膻中 2.乳上 3.乳下 4.乳房 ▲要領： 1.（天突--膻中）～滑 2.（乳上、乳下）～滑 3.（乳房）～吸放30分鐘
氣 罐 療 法 （二）			▲療位： 1.頸、斜 2.背部 3.T1～T8 ▲要領： 1.（頸、斜）～滑 2.（背部）～（滑）（吸放） 3.（T1～T8）～吸放

項目	圖　　示　　說　　明

氣罐療法（三）

神門
陰郄
通里
靈道

1.5寸

▲穴位：
1. 神門～仰掌，掌後橫紋銳骨端
2. 陰郄～（神門）上5分
3. 通里～（神門）上1寸
4. 靈道～（神門）上1.5寸

▲要領：
1. （鎮定四穴）～（滑）
2. （神門）（內關）～（吸放）

氣罐療法（四）

肘橫紋

郄門
間使
內關
大陵

腕橫紋

▲穴位：
1. 大陵～仰掌，（腕）橫紋中央
2. 內關～（大陵）上2寸
3. 間使～（大陵）上3寸
4. 郄門～（大陵）上5寸

▲要領：
1. （強心四穴）～滑
2. （神門）（內關）～吸放

特殊療法

（哈或嘿）

心臟

（深壓慢揉）

A

▲深壓慢揉：
1. 按摩部位A～左肋下2公分

▲要領：
1. 醫生（雙掌）重疊按A
2. 慢慢深壓（病人感覺痛）
3. 慢慢順時針揉（數次）

▲發哈音：
1. 正坐垂膝，手指交叉
2. 吸氣～臂伸直
3. 吐氣～連續用力發（哈聲）
4. 吐畢～手向外收回
5. 連續（吸吐）9次

第三篇　(5) 病名 ～ (心律不整)			

	內　因	外　因	他　因
病 因	1.心肌梗塞症 2.心臟膜症	1.甲狀腺機能亢進 2.自律神經失調 3.C7及T1～T6之 　神經受壓迫	1.喝酒過量 2.抽煙過多 3.強烈之精神壓力
氣 罐 療 法 (一)			▲療位： 　1.(C7～T6) 　2.(枕1.2)點 ▲要領： 　1.(C7～T6)～滑 　2.(枕1.2)～吸放
氣 罐 療 法 (二)			▲穴位： 　A.厥陰俞～T4下旁開 　　1.5寸 　B.心俞～T5下旁開1.5寸 　C.督俞～T6下旁開1.5寸 　D.膈俞～T7下旁開1.5寸 ▲要領： 　1.(A、B)×2～吸放 　2.(C、D)×2～吸放

項目	圖　　　　　示	說　　　　　明
氣罐療法（三）		▲療位： 1.天突～膻中 2.乳上 3.乳下 4.乳房 ▲要領： 1.（天突--膻中）～滑 2.（乳上、乳下）～滑 3.（乳房）～吸放/30分鐘
氣罐療法（四）		▲療位： 1.手心經 2.手心包經 ▲要領： 1.（手心經）～（小罐）（滑） 2.（手心包經）～（小罐）（滑）
特殊療法	（深壓慢揉）　（盤坐） 	▲深壓慢揉： 1.按摩部位A～左肋下2公分 ▲要領： 1.醫生（雙掌）重疊按A 2.慢慢深壓（病人感覺痛） 3.慢慢順時針揉（數次） ▲靜坐： 1.上體中正，雙手置於腿上 2.閉目、舌上頂正常呼吸全身放鬆 3.靜坐15～30分鐘

	內　因	外　因	他　因
病 因	1.甲狀腺機能～ 　（亢進） 2.腎水不足，致 　（心、肝、胃、 　腎）火旺 3.甲狀腺～為內分 　泌系統	1.T2T3T4移位	1.多食(碘)而誘發 2.遺傳 3.強烈之精神刺激
氣 罐 療 法 （一）			▲療位： 　1.(T～S)膀胱經 　2.(T～S)督脈 ▲要領： 　1.(T～S)膀胱經～(滑) 　　(吸放) 　2.(T～S)督脈～(吸放)
氣 罐 療 法 （二）			▲療位： 　1.喉部 　2.天突→心窩 　3.胃腹 ▲要領： 　1.喉部～(小罐)(滑) 　2.(天突→心窩)～(小罐) 　　(滑) 　3.胃腹～(小罐)(滑)

45

項目	圖　　　示	說　　　明
氣罐療法（三）		▲穴位： 1.合谷～虎口歧骨前微凹陷處 2.曲池～曲肘外側橫紋端 3.少海～仰臂曲肘去肘端5分 4.極泉～舉臂腋窩兩筋間 ▲要領： 1.（合谷）（曲池）～吸放 2.（少海）（極泉）～吸放
氣罐療法（四）		▲療位： A～頭部 G～甲狀腺 D～腎臟 E～輸尿管 F～膀胱 ▲要領： 1.足（A、G、D、E、F）～（滑） 2.手（A、D、G）～（滑）
特殊療法	（A方） 昆布 9克　浙貝 9克 海藻 9克　青皮 9克 海浮石 9克　半夏 9克 （B方） 林投根	▲A方： 1.水煎服 2.每日一劑，早晚分兩次服 ▲B方： 煎服

| 第三篇　（7）病名 ～ （嘔吐）（呃逆） |||

	內　因	外　因	他　因
病 因	1.（風寒暑濕）邪內 　犯（胃腑）胃氣逆 　於上 2.（脾經）病變 3.（腎經）氣虛病變 4.（膽經）氣實病變 3.（肝經）病變	1.C1錯位 2.T6、T8移位	1.飲食不潔 2.過食生冷
氣 罐 療 法 （一）			▲療位： 　1.（C1～C7）頸椎 　2.（T1～T8）胸椎 ▲要領： 　1.頸椎～（滑） 　2.胸椎～（吸放）
氣 罐 療 法 （二）			▲穴位： 　1.內關～仰掌（腕紋）中上 　　2寸 　2.足三里～（外膝眼）下3寸 　3.公孫～足背最高點向內 　　側骨邊凹陷處 ▲要領： 　1.（內關）×2～吸放 　2.（足三里）×2～吸放 　3.（公孫）×2～吸放

項目	圖　　　　示	說　　　　明
氣罐療法（三）		▲穴位： 　1.呃逆～(乳頭)直下第 　　7.8肋骨間 　2.上脘～(臍)上5寸 　3.中脘～(臍)上4寸 ▲要領： 　1.(呃逆)×2～(滑) 　2.(上脘、中脘)～吸放
氣罐療法（四）		▲療位： 　1.枕(1.3)點 　2.脚底～太陽神經叢 ▲要領： 　1.枕(1.3)點～吸放 　2.(脚底～太陽神經叢)～ 　　吸放
特殊療法	按（梁丘）憋氣嚥水 梁丘(郄) 2 犢鼻 3 足三里	▲穴位： 　梁丘～膝上二寸 ▲要領： 　1.口內含水，憋氣，分數 　　次嚥水 　2.同時(拇指)用力壓(梁 　　丘)至嚥水完畢 　3.二寸～第(2、3、4)指腹

第三篇 (8) 病名 ～ (瘦弱)

	內　因	外　因	他　因
病　　因	1.肝臟病 2.腎臟病 3.肺病 4.腸胃疾病 5.心臟病 6.甲狀腺功能亢進	1.食慾不振 2.糖尿病	1.過於極端【減肥】致生厭 　食，而日漸消瘦
氣罐療法 (一)	 梁門　　　　　　中脘		▲穴位： 　1.梁門～(中脘)旁開2寸 　2.中脘～(臍)上4寸 ▲要領： 　1.(梁門)×2～吸放 　2.(中脘)×2～吸放
氣罐療法 (二)	 (足三里)　(三陰交)　(公孫) 足三里　三陰交　公孫		▲穴位： 　1.足三里～(外膝眼)下3寸 　2.三陰交～(內踝)中上3寸 　3.公孫～足背最高點向內 　　移骨邊處 ▲要領： 　1.(足三里)×2～吸放 　2.(三陰交)×2～吸放 　3.(公孫)×2～吸放

項目	圖　　　　　示	說　　　　　明
氣罐療法（三）	過瘦點	▲療位：枕(1.6) ▲要領： (枕1)(枕6)～吸放
特殊療法（一）	（整骨盆） 量 → $\dfrac{L5}{髂上}$ 矯 → $\dfrac{上推}{低髂}$	▲量： 1.(L5與髂骨上緣)應平行 2.找出一側是否滑脫即為 　(酸痛側) ▲矯： 3.向上推(低臀)數次 4.如兩側均滑脫，(脫少者 　)先推
特殊療法（二）	（A方）（B方）（C方）（D方） 全草 $\dfrac{金線蓮}{3錢}$ → 煎服 $\dfrac{牛蒡根}{}$ → 燉雞服 $\dfrac{仙草}{2兩}$ ↓ $\dfrac{雷公根}{2兩}$ → 燉雞服 $\dfrac{羅勒}{2兩}$ ↓ $\dfrac{雷公根}{2兩}$ → 燉雞服	▲A方：煎服 ▲B方：燉雞服 ▲C方：燉雞服 ▲D方： 1.燉雞服 2.(羅勒)又名(九層塔)

第三篇　(9) 病名 ～ (肥胖)

	內　因	外　因	他　因
病 因	1.脾虛濕滯 2.胃強脾弱 3.(沖、任)失調	1.骨盤不正 2.標準體重=(身高 　-100)×0.9 3.肥胖～超(標準 　體重)20%以上	1.吃得太多，屯積過量之 　脂肪 2.運動量不足 3.長壽的大敵
氣 罐 療 法 (一)			▲療位： 　1.(L、S)膀胱經 　2.(L、S) ▲要領： 　1.(L、S)膀胱經～(滑) 　　(吸放) 　2.(L、S)～吸放
氣 罐 療 法 (二)			▲療位： 　1.膻中～(兩乳)或(兩第 　　肋)之中 　2.中脘～(臍)上四寸 　3.關元～(臍)下三寸 　4.(臍上)(臍下)(臍左) 　　(臍右) ▲要領： 　1.(膻中→中脘→關元)(滑) 　　(小罐) 　2.(臍周)→(滑)(小罐)(順時) 　3.(臍上)(臍下)～特波吸放 　　15' 　4.(臍左)(臍右)～特波吸放15'

51

項目	圖　　　　　示	說　　　　　明
氣罐療法（三）		▲穴位： 　1.豐隆～（外踝）上八寸 　2.三陰交～（內踝）上三寸 ▲要領： 　1.（豐隆）×2～吸放 　2.（三陰交）×2～吸放
氣罐療法（四）		▲療位： 　1.（枕1.6） 　2.脚底（肥胖點） ▲要領： 　1.（枕1.6）～吸放 　2.脚底： 　　A.B.C～滑 　　D.E.F～滑 　　G（甲狀腺）～滑
特殊療法	（薰臍）　　（整骨盆） 	▲薰臍： 　1.（艾絨）裝入（養生爐） 　2.薰臍，每日一次 ▲整骨盆： 　A.量： 　1.（L5與髂骨上緣）應平行 　2.找出一側是否滑脫即為 　　（酸痛側） 　B.矯： 　3.向上推（低臀）數次 　4.如兩側均滑脫，（脫少者 　　）先推

第三篇 (10) 病名 ～ (胃病)

	內　因	外　因	他　因
病 因	1.胃潰瘍 2.十二指腸潰瘍	1.T6T7T12移位 2.S2移位	1.情緒鬱悶 2.肝氣鬱結犯胃 3.常吃生冷食物
氣 罐 療 法 (一)	(上腹三六) 中脘　乳頭 胃上 臍	大陵 內關	▲療位： 　1.上腹 　2.內關～仰掌，腕紋中上 　　2寸 ▲要領： 　1.(上腹)～(小罐滑)(吸放) 　2.(內關)×2～吸放
氣 罐 療 法 (二)	(E) 胃經	足三里	▲療位： 　1.足部(胃經) 　2.足三里～(外膝眼)下3寸 ▲要領： 　1.足部(胃經)～(滑) 　2.(足三里)×2～吸放

第三篇　（10）病名～（胃病）		
項目	**圖　　　　示**	**說　　　　明**
氣罐療法（三）	沖陽 公孫	▲穴位： 　1.沖陽(原穴)～足背最高 　　處第(2.3)趾蹠骨間 　2.公孫(絡穴)～足背高 　　處，內移骨邊 ▲要領： 　(沖陽)(公孫)～吸放
氣罐療法（四）	（胃俞）　　　　（中院） 肝俞　俞俞 脾俞胃俞　　　胃俞 （臍）　中院	▲穴位： 　1.胃俞～T12下旁開1.5寸 　　(俞穴) 　2.中脘～(臍)上4寸 　　(募穴) ▲要領： 　1.(胃俞)×2～吸放 　2.(中脘)～吸放
特殊療法	（A方）　（B方）　（C方） 正川連 錢半　樟根　白芷 15公克 白芨片 5錢　鹹豐草 20公克　生甘草 15公克 水 2碗　雷公根 20公克　水 500毫升	▲A方： 　1.煎成八分 　2.加(冬蜜)服 ▲B方：煎服 ▲C方： 　1.煎成50毫升 　2.加 紅糖／100克 服 　3.每日一劑

第三篇 (11) 病名 ～ (感冒發燒)

	內　　因	外　　因	他　　因
病 因	1.(脾臟)負荷過重 2.(咽喉)腫痛 3.腎病 4.(脾)為人體最大之(淋巴器官)	1.時行病毒，風邪侵入 2.(感冒)如外患，乃(萬病)之源	1.衣少、濕身、疲勞、酒後當風、體弱 2.併發症

氣罐療法 (一)

▲療位：
  1.頸部
  2.斜方肌
  3.背部

▲要領：
  1.(頸部)～滑
  2.(斜方肌)～滑
  3.(背部)～(滑)(吸放)

氣罐療法 (二)

▲療位：
  1.風池～(風府)兩旁髮際邊
  2.大椎～(C7)(T1)之中
  3.風門～T2下旁開1.5寸
  4.曲池～曲肘肘外側橫紋端
  5.湧泉～腳底前1/3卷趾凹陷處
▲要領：
  1.(風池)×2(風門)×2～吸放
  2.(曲池)×2(湧泉)×2～吸放
  3.(大椎)(T3)～吸放

第三篇 （11）病名 ～（感冒發燒）

項目	圖　　示	說　　明
氣罐療法（三）		▲療位： 　1.天突～膻中 　2.乳上 　3.乳下 　4.乳房 ▲要領： 　1.（天突--膻中）～滑 　2.（乳上、乳下）～滑 　3.（乳房）～吸放/30分鐘
氣罐療法（四）		▲療位： 　1.脚背(H/扁桃腺)(I/喉嚨) 　　(K/胸部淋巴腺) 　2.脚底(DEF/排泄系統) 　　(G/脾臟) ▲要領： 　1.脚背～滑 　2.脚底～(滑)(吸放/脾臟)
特殊療法	（食療） 薑母茶　檸檬汁 （刺三商） （少商）A　B（老商） （中商）	▲刺三商： 　1.(A/少商) 　2.(B/老商) 　3.(C/中商) 　4.點刺1下，擠血2滴 ▲食療： 　1.薑母茶～(薑母)+(黑糖) 　　+(水) 　2.檸檬汁～(溫檸檬汁) 　　+(蜂蜜)

	內　因	外　因	他　因
病 因	1.脾虛生痰，痰濁貯肺 2.(心肝)火旺，生痰熱，壅塞(肺氣) 3.(支氣管炎)～引起者最多	1.(寒、熱、濕、火)邪，滯(肺) 2.肺氣上逆	1.精神緊張 2.咳痰色白，苔薄白～偏寒 3.咳痰色黃，苔薄黃～偏熱 4.咳甚，聲重、濁痰多粘～偏濕 5.陣發咳、胸協痛～偏肝火
氣 罐 療 法 （一）		肝脾肺心	▲療位： 　1.後頸 　2.斜方肌 　3.枕1、2、5、6 ▲要領： 　1.(後頸)～滑 　2.(斜方肌)～滑 　3.(枕1、2)(枕5、6)～吸放
氣 罐 療 法 （二）		定喘　大椎　定喘	▲療位： 　1.背部膀胱經 　2.胸椎 　3.(定喘)～(大椎)旁開5分 ▲要領： 　1.(背部膀胱經)～(滑)(吸放) 　2.胸椎～吸放 　3.(定喘)×2～吸放

第三篇 （12）病名～（咳嗽）

項目	圖　　　　示	說　　　　明
氣罐療法（三）		▲療位： 1.天突～膻中 2.乳上 3.乳下 4.乳房 ▲要領： 1.（天突--膻中）～滑 2.（乳上、乳下）～滑 3.（乳房）～吸放/30分鐘
氣罐療法（四）		▲療位： 1.足背～（喉嚨）（氣管） 2.（痰白、苔薄白～風寒）～列缺 3.（痰黃、苔薄黃～風熱）～合谷 4.（痰濁粘、咳聲重～痰濕）～豐隆 5.（陣發咳、胸脇痛）～太沖 ▲要領： 1.（足背～喉嚨、氣管）～（滑）（吸放） 2.（列缺或合谷或豐隆或太沖）x2～吸放
特殊療法	（虎背功） 右足 左足	▲要領： 1.背向立於牆邊，距牆邊與足等距（A=B） 2.雙手抱胸，以免（肩胛骨）受傷） 3.腳微蹲，吸氣（背部）自然倒向牆；同時（嘴）打開，吐氣 4.重覆（3）作36次以上

58

	第三篇　(13)病名～(氣喘)		
	內　因	外　因	他　因
病 因	1.支氣管過敏、痙攣突然收縮 2.心臟性氣喘，流向肺，使血液循環不順 3.肺虛 4.腎虛	1.吸入花粉，皮毛過敏 2.外感風寒濕熱 3.C1、C7移位 4.T1、T9、T10移位	
氣 罐 療 法 (一)		▲療位： 1.(頸、斜)～B、C 2.定喘～(大椎)旁開5分 ▲要領： 1.(頸、斜)～滑 2.(定喘)x2～吸放	
氣 罐 療 法 (二)		▲穴位： 1.肺俞～T3旁開1.5寸 2.氣喘～T7旁開2寸 3.腎俞～L2旁開1.5寸 ▲要領： 1.(肺俞)x2～吸放 2.(氣喘)x2～吸放 3.(腎俞)x2～吸放	

項目	圖　　　　　　示	說　　　　　明
氣罐療法 (三)		▲療位： 1.天突～膻中 2.乳上 3.乳下 4.乳房 ▲要領： 1.(天突--膻中)～滑 2.(乳上、乳下)～滑 3.(乳房)～吸放/30分鐘
氣罐療法 (四)		▲療位： 1.內關～仰掌，腕紋中上2寸 2.足三里～(外膝眼)下3寸 3.豐隆～(外踝)上8寸 4.陽交～(外踝)直上7寸，斜後1寸 ▲要領： 1.(內關)×2～吸放 2.(足三里)×2～吸放 3.(豐隆)(陽交)×2～吸放
特殊療法	(虎背功) 右足 左足	▲要領： 1.背向立於牆邊，距牆邊與足等距(A=B) 2.雙手抱胸，以免(肩胛骨)受傷 3.腳微蹲，吸氣(背部)自然倒向牆；同時(嘴)打開，吐氣 4.重覆(3)作36次以上

第三篇 （14）病名 ～ （便秘）

	內　因	外　因	他　因
病 因	1.胃腸病 2.腸蠕動不佳 3.腸痙攣	1.體質衰弱，排便無力 2.T10～L3神經受壓迫	1.精神不安 2.運動不足 3.飲食不規則 4.習慣性 5.（便秘）如（內憂）乃健康大敵
氣 罐 療 法 （一）			▲療位： 1.後頸 2.斜方肌 3.薦椎 4.（枕1、3） ▲要領： 1.（後頸）～滑 2.（斜方肌）～滑 3.（薦椎）～滑 4.（枕1、3)×2～吸放
氣 罐 療 法 （二）			▲穴位： 1.T10～L3 2.（痞根）～T12旁開3寸（奇穴） ▲要領： 1.（T10～L3)膀胱經～（滑）（吸放） 2.（T10～L3）～吸放 3.（痞根)×2～吸放

項目	圖　　　　示	說　　　　明
氣罐療法（三）	天樞 腹結 關元	▲療位： 　1.（臍）上、下 　2.（臍）左、右 ▲要領： 　1.（臍周）～（滑）（小罐） 　　（順時） 　2.（臍上、臍下）～吸放 　3.（臍左、臍右）～吸放
氣罐療法（四）	合谷 足三里 陽陵泉	▲穴位： 　1.合谷～（拇食指）分開，歧骨前 　　凹陷處 　2.足三里～（外膝眼）下3寸 　3.陰陵泉～（陽陵泉）相對內側凹 　　陷 　4.陽陵泉～（腓骨）小頭前下方凹 　　陷處 ▲要領： 　1.（合谷）x2～吸放 　2.（足三里）x2～吸放 　3.（陰陵泉）（陽陵泉）～吸放
特殊療法	A 喝 空腹　→　溫開水 　　　　　5大杯 B 喝 2小時後　→　韭菜汁 　　　　　　1大杯 C 正苦茶油	▲A喝（溫開水）： 　1.早上起床後，空腹喝 　2.兩小時內不吃東西 ▲B喝（韭菜汁）： 　1.（韭菜）一把，洗淨，過 　　開水，絞汁 　2.於喝完（溫開水）兩小時後 　　再喝（韭菜汁） ▲C空腹喝（正苦茶油）15C.C 　有需要請來電

第三篇　(15) 病名 ～ (腹瀉)			

	內　因	外　因	他　因
病 因	1.內傷食滯 2.(腸、脾、胃)虛 　弱，食物無法完 　全消化而腐敗， 　使腸內之細菌繁 　殖加速而腹瀉	1.受寒濕、暑濕、 　濕熱 2.暴飲暴食 3.過食油膩 4.L1L4神經受壓迫	1.吃不新鮮食物 2.多喝冰水沖淡(胃液)
氣 罐 療 法 (一)	 脾俞 胃俞 大腸俞 小腸俞		▲療位： 　1.腰(L1～L5) 　2.脾俞～T11下旁開1.5寸 　3.胃俞～T12下旁開1.5寸 　4.大腸俞～L4下旁開1.5寸 　5.小腸俞～S1下旁開1.5寸 ▲要領： 　1.(腰)～滑 　2.(脾俞、胃俞)～吸放 　3.(大腸俞、小腸俞)～ 　　吸放
氣 罐 療 法 (二)	 天樞　　(臍)　　天樞 止瀉		▲要穴： 　1.天樞～(臍)旁開2寸 　2.止瀉～(臍)下2.5寸 ▲要領： 　1.(天樞)×2～吸放 　2.(止瀉、中脘)～吸放

第三篇 （15）病名 ～（腹瀉）		
項目	**圖　　　　　示**	**說　　　　　明**
氣罐療法（三）	合谷	▲要穴： 　1.合谷～(拇食指)張開， 　　虎口歧骨前凹陷 ▲要領： 　1.(合谷)～x2～吸放
氣罐療法（四）	足三里	▲要穴： 　1.足三里～(外膝眼)下3寸 ▲要領： 　(足三里)x2～吸放
特殊療法	（隔鹽灸臍）　　（食療） 神闕～ A 蘋果 2粒 → 喝 蘋果泥 B 山楂 一些 → 喝 山楂湯	▲隔鹽灸臍： 　1.(肚臍)中堆滿(鹽) 　2.(鹽)上堆放(艾絨) 　3.(艾絨)上點火灸 ▲食療： 　A方： 　1.蘋果2粒，洗淨 　2.加一點水絞汁 　3.即刻喝畢 　B方：(喝山楂湯) 　1.先炒(山楂)，不必熟 　2.再加(蔥鬚)(糖) 　　(3碗水)，煎成(1碗) 　3.如(紅痢)，加(白糖) 　　(白痢)，加（紅糖）

第三篇 （16）病名 ～（胃及十二指腸潰瘍）

	內　因	外　因	他　因
病 因	1.（傷害胃黏膜）的攻擊因子與（保護胃黏膜）的防禦因子失去平衡而造成 2.幽門螺旋桿細菌存在	1.承受過度的壓力 2.自律神經失調 3.荷而蒙失調	
氣 罐 療 法 （一）			▲穴位： 1.胃俞～T12旁開1.5寸 2.脾俞～T11旁開1.5寸 3.膈俞～T7旁開1.5寸 ▲要領： 1.（胃俞、脾俞）×2～吸放 2.（膈俞）×2～吸放
氣 罐 療 法 （二）			▲穴位： 1.上脘～（臍）上5寸 2.中脘～（臍）上4寸 3.梁門～（中脘）旁開2寸 4.天樞～（臍）旁開2寸 ▲要領： 1.（上脘、中脘）（關元）～吸放 2.（梁門）×2～吸放 3.（天樞）×2～吸放

項目	圖　　　　　　示	說　　　　　　明
氣罐療法（三）	足三里　內庭(滎)	▲穴位： 1.足三里～(外膝眼)下3寸 2.(內庭)～第(2.3趾)趾縫 ▲要領： 1.(足三里)×2～吸放 2.(內庭)×2～吸放
特殊療法（一）	(A方)棗蒲湯 紅棗/4兩　蒲公英/1兩　水/2碗 ──→ 煮20分鐘 (B方)蛋殼粉 蛋殼粉/20個 ──→ 烤乾/研末	▲A方～(棗蒲湯) 1.早晚各煮服一次 2.連服10天見效 ▲B方～(蛋殼粉) 1.三餐前,各服半湯匙 2.連服10天見效
特殊療法（二）	(C方)馬鈴薯汁 馬鈴薯/3個 ─→絞汁 ＋　擇一 牛奶 果汁 蜂蜜 (D方)馬鈴薯粉 馬鈴薯/數個 ─→絞汁─→慢火 ─→攪動─→成末	▲C方～(馬鈴薯汁) 1.馬鈴薯須(洗淨)(拔芽) 　(去青皮) 2.立即喝完 3.每天早晚(空腹)喝 ▲D方～(馬鈴薯粉) 1.三餐前服半湯匙 2.連服一週

第三篇 (17) 病名 ～ (痔瘡)

<table>
<tr><th rowspan="2">病

因</th><th>內　因</th><th>外　因</th><th>他　因</th></tr>
<tr>
<td>1. (骨盆中血液循環不良造成(肛門)周邊淤血所致
2. (直腸)肛門之靜脈異常擴張</td>
<td>1. 排便時，用力使勁
2. 暴飲暴食，使腹部充血、淤血</td>
<td>1. 長時間坐著辦公
2. 慢性便秘</td>
</tr>
</table>

	圖　　示　　說　　明	
氣罐療法(一)	 承山	▲穴位： 1. 承山～後小腿(腿肚)下人紋處 2. 長強～(尾骨)下端3分 3. 白環俞～S4下旁開1.5寸 4. 次髎～S2下旁開兩孔 ▲要領： 1. (承山)x2～吸放 2. (白環俞、次髎)x2～吸放 3. (長強)～吸放
氣罐療法(二)	命門 腎俞 腰陽關 次髎 白環俞 長強	▲穴位： 1. 腎俞～L2下旁開1.5寸 2. 命門～(L2L3)之中 3. 腰陽關～(L4L5)之中 ▲要領： 1. (腎俞)x2～吸放 2. (命門)(腰陽關)～吸放

項目	圖　　　　示	說　　　　明
氣罐療法 (三)		▲穴位： 1.二白～(大陵)直上4寸， 　計(兩穴) 2.會陰～(二陰)之間 ▲要領： 1.(二白)～吸放 2.(會陰)～吸放
特殊療法 (一)	(矯骨盆) 量 → $\dfrac{L5}{髂上}$ 矯 → $\dfrac{上推}{低髂}$	▲量： 1.(L5與髂骨上緣)應平行 2.找出一側是否滑脫即為 　(酸痛側) ▲矯： 3.向上推(低臀)數次 4.如兩側均滑脫，(脫少者 　)先推
特殊療法 (二)	(灸)　　　(食) 會陰點 A. 黑木耳 → 煮湯 B. 海帶 → 煮湯 C. $\dfrac{金針}{豆腐}$ → 煮湯	▲灸(手指會陰點)： 1.煙灸法 2.艾灸法 3.辣灸法 ▲食方： A.(黑木耳)煮湯，不放油 　塩(少許)每早空腹喝 B.(海帶)煮湯，常喝 C.(金針+豆腐)煮湯，常喝 　不加調味品

第三篇 （18）病名 ～（腎臟病）

	內　因	外　因	他　因
病 因	1.功能性腎臟病 2.70%以上，因感 　冒，或扁桃腺 　炎併發	1.勞心或鬱悶精神 　因素積結而成 2.T1T2T9T10T11 　T12之神經受壓 　迫 3.L3神經受壓迫	

	圖　　　　　　　　示	說　　　　　　明
氣 罐 療 法 （一）		▲療位： 　1.(T～S)膀胱經 　2.(T～S)督脈 ▲要領： 　1.(T～S)膀胱經～(滑) 　　(吸放) 　2.(T～S)督脈～吸放
氣 罐 療 法 （二）		▲穴位： 　1.腎俞～L2下旁開1.5寸 　2.志室～L2下旁開3寸 　3.秩邊～S4下旁開3寸 　4.委中～(膝膕)中央 ▲要領： 　1.(腎俞、志室)×2～ 　　吸放 　2.(秩邊)×2～吸放 　3.(委中)×2～吸放

項目	圖　　　　示	說　　　　明
氣罐療法（三）		▲穴位： 　1.復溜～（太谿）上2寸 　2.太谿～（內踝）（跟腱）之中 　3.三陰交～（內踝）中上3寸 　4.足三里～（外膝眼）下3寸 ▲要領： 　1.（復溜）（太谿）～吸放 　2.（三陰交）×2～吸放 　3.（足三里）×2～吸放
氣罐療法（四）		▲療位： 　1.枕（1.2）點 　2.腳底： 　　ABC～腦神經系統 　　DEF～排泄系統 　　D～腎臟 　　E～輸尿管 　　F～膀胱 ▲要領： 　1.枕（1.2）點～吸放 　2.腳底按摩～（滑）（吸放）
特殊療法	（A方）　　（B方） 淡竹葉 2元（中藥店有售）　葫瓜 1個（不必太大）ㄅㄨㄚ	▲製服法： 　1.（B）沖淨，切片 　2.（A）（B）放入鍋內，加 　　8大杯（水），煮沸即成 　3.每天至少喝四大杯，不 　　吞渣，（冷熱）飲均可

第三篇	(19)病名 ～ (攝護腺炎)(前列腺肥大)		
	內　因	外　因	他　因
病 因	1.荷爾蒙失調 2.慢性便秘 3.腎虛 4.(膀胱、肝、脾) 　病變	1.前列腺之分泌腺 　壓到(尿道) 2.前列腺之肌肉， 　壓到(尿道) 3.長坐，致(會陰) 　長期受壓迫	1.性愛中斷 2.通常為60歲以上男性之老 　化現象
	圖　　　　　　　示		說　　　　　明
氣 罐 療 法 (一)			▲療位： 　1.(L～S)膀胱經 　2.腎俞～L2下旁開1.5寸 　3.膀胱俞～S2下旁開1.5寸 　4.委中～(膝膕)中央 ▲要領： 　1.(L～S)膀胱經～滑 　2.(腎俞)x2～吸放 　3.(膀胱俞)x2～吸放 　4.(委中)x2～吸放
氣 罐 療 法 (二)			▲穴位： 　1.關元～(臍)下3寸 　2.中極～(臍)下4寸 　3.會陰～(陰囊)橫紋與(肛 　　門之中 ▲要領： 　1.(關元、中極)(會陰) 　　吸放 　2.強度須適度

71

第三篇 （19）病名 ～（攝護腺炎）（前列腺肥大）

項目	圖　　　示	說　　　明
氣罐療法（三）		▲穴位： 1.三陰交～（內踝）中上3寸 2.太衝～（1.2）趾縫上至歧骨相接處 3.足三里～（外膝眼）下3寸 ▲要領： 1.（三陰交）×2～吸放 2.（太衝）×2～吸放 3.（足三里）×2～吸放
氣罐療法（四）		▲療位： 1.枕（1.2.7） 2.腳～排泄系統 　　～睪丸（H） 　　～前列腺（Q） ▲要領： 1.（枕1.2）（枕7）～吸放 2.腳（排泄系統）～（滑） 3.腳（睪丸）～（滑）（吸放） 4.腳（前列腺）～（滑）（吸放）
特殊療法	（雙腿仰曲運動）　（吸放陰部） 	▲雙腿仰曲運動： 1.（雙腳）微曲，（雙腳）相對 2.向（腰部）方向滑移 3.達極限時，緩緩滑回原位 4.仰曲數次 ▲吸放陰部： 1.吸放 2.大罐

第三篇 （20）病名 〜（浮腫）			

病因	內　因	外　因	他　因
	1.體內(水分)過多 2.前列腺肥大 3.腎功能失調	1.C1異常 2.T9〜T12移位 3.L3〜L5移位	1.營養欠缺 2.特徵：〜(臉、眼瞼、頸、腹、腳)浮腫，排尿不暢，浮腫部位失去彈性

	圖　　　　示	說　　　　明
氣罐療法（一）	(臉頸)浮腫 （開運美容） 	1.(額頭)〜向上滑 2.(眉毛)〜向(眉尾)滑 3.(眼袋)〜向(眼尾)滑 4.(迎香)〜向(太陽)滑 5.(地倉)〜向(耳中)滑 6.(承漿)〜向(耳下)滑 7.(前頸)〜向(下巴)上滑 8.(太陽→耳門→耳後→內
氣罐療法（二）	(腹部)浮腫 	▲拔位： 　1.關元〜(臍)下3寸 　2.中極〜(臍)下4寸 　3.水分〜(臍)上1寸 　4.水道〜(臍)下3寸，旁開各2寸 　5.三陰交〜內踝上3寸 　6.行間〜第(1、2)指縫後5分 　7.太衝〜第(1、2)指縫後歧骨相接觸 ▲要領： 　1.(水分)(關元)(中極)〜吸放 　2.(水道)x2〜吸放 　3.(三陰交)x2〜吸放 　4.(行間、太衝)x2〜吸放

項目	圖　　　　示	說　　　　明
氣罐療法（三）	(外踝四穴)　　(內踝四穴) 飛陽(絡) 跗陽 昆侖(經) 僕參 復溜(經) 太溪(俞) 大鐘(絡) 水泉(郄)	▲穴位： 1.僕參～(昆侖)下1.5寸處 2.昆侖～(外踝)(跟腱)之間 3.跗陽～(昆侖)上3寸 4.飛揚～(昆侖)上7寸 5.太溪～(內踝)(跟腱)之間 6.大鐘～(太溪)下5分 7.水泉～(太溪)下1寸 8.復溜～(太溪)上2寸 ▲要領： 1.(外踝四穴)(內踝四穴) ～滑 2.(昆侖)(太溪)～吸放
氣罐療法（四）	脾經 腎經 (D) (C)	▲療位： C～腿部(腎經) D～腿部(脾脛) ▲要領： 1.C～滑 2.D～滑
特殊療法	(A方) 黑豆 (B方) 紅豆湯	▲A方： (黑豆)適量，炒熱，研成細麵，每日早晨50克，水煎服 ▲B方： 飲用燉(紅豆湯)，一日喝3回，每回約2杯

	內　因	外　因	他　因
病 因	1.腎氣不足，腎功能失調 2.膀胱虛寒，尿道功能失調 3.前列腺肥大	1.(仙腸關節～SIJ)移位，歪斜 2.T8移位(主因) 3.T9～T12神經受壓迫 4.L3L4L5神經受壓迫	1.低血壓～末梢神經血液循環不良 2.常發生於(老人)(兒童) 3.每天夜晚，排尿數次

	圖　　　示	說　　　明
氣罐療法（一）		▲療位： 　1.(背、腰、臀)膀胱經 　2.(T8～S4)督脈 　3.腎俞～L2下旁開1.5寸 　4.膀胱俞～S2下旁開1.5寸 　5.委中～(膝膕)中央 ▲要領： 　1.(背、腰、臀)膀胱經～(滑)(吸放) 　2.(T8～S4)～吸放 　3.(腎俞)×2(膀胱俞)×2
氣罐療法（二）		▲療位： 　1.腿部(腎經) 　2.復溜～(太谿)上2寸 ▲要領： 　1.腿部(腎經)～滑 　2.(復溜)×2～吸放

項目	圖　　　　示	說　　　　明
氣罐療法（三）	臍　關元　歸來　歸來　中極　曲骨	▲療位： 1.下腹 2.關元～(臍)下3寸 3.中極～(臍)下4寸 4.歸來～(中極)旁2寸 5.曲骨～(臍)下5寸 ▲要領： 1.(下腹)～(滑) 2.(關元)(曲骨)～吸放 3.(歸來)x2～吸放
氣罐療法（四）		▲療位： D.腎臟 E.輸尿管 F.膀胱 G.尿道 J.攝護腺 ▲要領： 1.(腎臟)(膀胱)～吸放 2.輸尿管～滑 3.(尿道)(攝護腺)～滑
特殊療法	（整骨盆） 量 → $\dfrac{L5}{髂上}$ 矯 → $\dfrac{上推}{低髂}$	▲量： 1.(L5與髂骨上緣)應平行 2.找出一側是否滑脫即為 　(酸痛側) ▲矯： 3.向上推(低臀)數次 4.如兩側均滑脫，(脫少者 　)先推

第三篇 （22）病名～【難尿】

	內　因	外　因	他　因
病 因	1.腎功能失調 2.前列腺肥大， 　壓迫尿道 3.(膀胱和尿道)之 　功能失調	1.T9～T12移位 2.L3L4L5移位	1.易導致(尿毒) 2.易併發(心臟病) 3.易併發(呼吸困難) 4.易併發(浮腫)

	圖　　　　示	說　　　　明
氣 罐 療 法 (一)		▲療位： 　1.(T9～S)膀胱經 　2.(T9～S)督脈 　3.(腿部)膀胱經 ▲要領： 　1.(T9～S)膀胱經～(滑) 　　(吸放) 　2.(T9～S)督脈～吸放 　3.(腿部)膀胱經～滑 　　～吸放(委中)
氣 罐 療 法 (二)		▲穴位： 　1.中極～(臍)下4寸 　2.歸來～(中極)旁2寸 ▲要領： 　1.(气海、關元)(中極、 　　曲骨)～(滑)～吸放 　2.(歸來)x2～吸放

項目	圖　　　　　示	說　　　　　明
氣罐療法（三）		▲療位： 1.腿腎經 2.復溜～(太谿)上2寸 3.太谿～(內踝)(跟腱)之中 ▲要領： 1.腿腎經～(滑) 2.(復溜)(太谿)～吸放
氣罐療法（四）		▲療位： 1.(枕1、2、7)點 2.腳底～排泄系統 ▲要領： 1.(枕1、2)(枕7)～吸放 2.(D腎)(F膀胱)～吸放 3.(E輸尿管)～滑
特殊療法		▲A方： 1.搗爛 2.敷於(肚臍)上 ▲B方： 1.搗爛，炒熱 2.用布包，灸(肚臍)

第三篇 (23)病名 ～ (疲勞)(精力減退)

	內　因	外　因	他　因
病 因	1.體質虛弱 2.肝功能減退 3.腎功能減退 4.三焦經病變	1.C1C2(神經受壓迫) 2.T2T5T9T10T11(神經壓迫) 3.L2S2(神經壓迫)	1.糖尿病 2.其他疾病

	圖　　　　示	說　　　　明
氣罐療法 (一)		▲療位： 1.(頸斜)(C2) 2.(T、L、S)膀胱經 3.(T、L、S)督脈(T2L2S2) ▲要領： 1.(頸斜)～(滑) 2.(T、L、S)膀胱經～(滑) 　～吸放 3.(T、L、S)督脈～吸放 4.(C2 T2)～吸放 5.(L2 S2)～吸放
氣罐療法 (二)		▲療位： 1.天突～膻中 2.乳上 3.乳下 4.乳房 ▲要領： 1.(天突--膻中)～滑 2.(乳上、乳下)～滑 3.(乳房)～吸放/30分鐘

項目	圖　　　　示	說　　　　明
氣罐療法 (三)	(臍) (氣海) (關元) (中極) (曲滑)	▲療位： 　1.下腹 　2.氣海～(臍)下1.5寸 　3.關元～(臍)下3寸 　4.中極～(臍)下4寸 ▲要領： 　1.下腹～(滑) 　2.(氣海、關元)(中極、曲骨)～吸放
氣罐療法 (四)	足三里 湧泉	▲穴位： 　1.足三里～(外膝眼)下3寸 　2.湧泉～腳底前1/3卷趾凹陷處 ▲要領： 　1.(足三里)×2～吸放 　2.(湧泉)×2～吸放
特殊療法	(靜坐)　　　(龜鹿二仙酒) (盤坐)　(高坐)　來電	▲靜坐： 　1.上體中正，雙手置於腿上 　2.閉目、舌上頂、正常呼吸、全身放鬆 　3.靜坐15～30分鐘 ▲龜鹿二仙酒： 　若有需要，請來電

第三篇 (24) 病名 ～ (中暑)			

	內　因	外　因	他　因
病 因		1.長時間在高溫環境下工作 2.感受暑熱炎蒸 3.C1T2L5神經受壓迫	1.輕者～頭暈、頭痛、面赤、汗大出、噁心、嘔吐、煩躁、口渴 2.重者～胸腔滿悶、昏迷不醒、四肢抽搐、牙關緊閉

	圖　　　　　　示	說　　　　明
氣罐療法(一)	 (斜)　　(斜) 膀胱經　　膀胱經	▲療位： 1.頭部 2.斜方肌 3.背部 ▲要領： 1.頭部～(滑) 2.斜方肌～(滑) 3.背部～(滑)
氣罐療法(二)	 14 13 12 11 9　10 8	▲療位： 1.手心經 2.極泉～腋窩中，兩筋間動脈處 3.神門～仰掌，掌後銳骨端 ▲要領： 1.手心經～(小罐)(滑) 2.(極泉)(神門)～(吸放)

項目	圖　　示	說　　明
氣罐療法（三）		▲療位： 1.手心包經 2.曲澤～肘橫紋上，大筋內陷中 3.內關～仰掌，腕紋中上2寸 ▲要領： 1.手心包經～（滑） 2.（曲澤）（內關）～吸放
氣罐療法（四）		▲療位： 1.天突～膻中 2.乳上 3.乳下 4.乳房 ▲要領： 1.（天突--膻中）～滑 2.（乳上、乳下）～滑 3.（乳房）～吸放30分鐘
特殊療法	刺十宣　　仙草雞 	▲刺十宣： 1.刺位：（十宣） 　十宣～十指尖端，去爪甲1分 2.要領： 　(1)點刺2下 　(2)稍擠壓出血1～2滴 ▲仙草雞： 1.（仙草）3兩，燉（雞）服 2.預防中暑

82

第三篇 （25）病名 ～ （高血壓）

	內　因	外　因	他　因
病 因	1.血液量過多 2.內分泌失調 3.肝陽上亢，痰濁 　阻絡	1.C1錯位 *高血壓～最高160 　最低95以上 *標準血壓： （80～120）	1.某種疾病 2.緊張、過勞、失眠、遺傳 　、飲食、氣候、便秘等混 　合產生 3.心臟病、腦中風、腎臟病 　～併發

	圖　　　　示	說　　　　明
氣 罐 療 法 （一）	 風府 大椎	▲療位： 　B.後頸 　C.斜方肌 　D.枕骨線(枕1、2) 　風府～項後中線入髮際 　　　1寸 　大椎～(C7)(T1)之中 ▲要領： 　1.(B、C)～滑 　2.(枕1、2)×2～吸放 　3.(風府)(大椎)～吸放
氣 罐 療 法 （二）	 風池 肩井　　肩井 神門 內關	▲療位： 　1.風池～頸後正中入髮際 　　1寸旁開兩側髮際邊 　2.肩井～(大椎)(肩髃)之 　　中 　3.神門～仰掌，腕部(小指) 　　銳骨端 　4.內關～仰掌，腕紋中2寸 ▲要領： 　1.(風池)×2～吸放 　2.(肩井)×2～吸放 　3.(神門)(內關)～吸放

項目	圖　　　示	說　　　明
氣罐療法(三)	——大敦 ——陽溪	▲穴位： 1.大敦〜(大趾)外側，去甲角1分 2.陽溪〜拇指上翹，腕部凹陷處 ▲要領： 1.(左敦右溪)〜吸放
氣罐療法(四)	——膝眼 ——足三里	▲療位： 1.足三里〜(外膝眼)下3寸 2.H〜內耳迷路(俠谿) ▲要領： 1.(足三里)×2〜吸放 2.(內耳迷路)×2〜吸放
特殊療法	A 車前草 1把 全草→煎服 B 蘆薈 切片 鮮葉→蜜服 C 吳茱萸 10克→醋貼 D 綠茶 一些→冷服 E 山楂 一些→煎服	▲製服法： A.(車前草)煎服 B.(蘆薈)切片，沾(蜜)服 C.(吳茱萸)研細末，加(醋)貼足心(湧泉) D.(綠茶)浸泡5小時當茶喝 E.(山楂)煎服

第三篇 (26) 病名 ～ (低血壓)

	內　因	外　因	他　因
病 因	1. 心臟瓣膜引起 2. 氣血虧虛 3. 肝腎不足	1. C1T9T10T11L3 　神經受到壓迫 2. 少有血管疾病， 　若無其他併發症 　較為長壽	1. 體質引起之(突發性低血 　壓) 2. 站立引起之(直立性低血 　壓) 低血壓(最高在100以下) 　　　　(最低在60以下)

	圖　　　　　　　示	說　　　　明
氣 罐 療 法 (一)		▲療位： 　1. 後頸 　2. 斜方肌 ▲要領： 　1. 後頸～滑 　2. 斜方肌～滑
氣 罐 療 法 (二)		▲療位： 　1. (T.L.S)膀胱經 　2. (T.L.S)督脈 ▲要領： 　1. (T.L.S)膀胱經～(滑) 　　　～(吸放) 　2. (T.L.S)督脈 ～(吸放)

項目	圖　　　　示	說　　　　明
氣罐療法（三）		▲療位： 　1.天突～膻中 　2.乳上 　3.乳下 　4.乳房 ▲要領： 　1.（天突--膻中）～滑 　2.（乳上、乳下）～滑 　3.（乳房）～吸放/30分鐘
氣罐療法（四）		▲穴位： 　1.內關～仰掌，腕紋中上2寸 　2.足三里～（外膝眼）下3寸 　3.三陰交～（內踝）中上3寸 　4.俠谿～（第四、五趾）歧骨 　　　相接處 　5.湧泉～腳底卷趾，前1/3凹 　　　陷處 ▲要領： 　1.（內關）×2～吸放 　2.（足三里）×2～吸放 　3.（三陰交）（俠谿）～吸放 　4.（湧泉）×2～吸放
特殊療法	（A方）　　（B方） 生薑片　　　龜鹿二仙酒	▲A方： 　1.（生薑）切片，放入口中 　　慢嚼 ▲B方： 　若有需要，請來電詳告

第三篇　（27）病名 ～（手腳冰冷）（冷虛）		
	內　　因	外　　因	他　　因

	內　　因	外　　因	他　　因
病 因	1.自律神經失調 2.甲狀腺、腎上腺 　、副腎之功能失 　調 3.（低血壓）或（貧 　血）使（血管末 　梢）之血液循環 　不良 4.（心臟）（肝臟）（血 　管）循環不暢	1.T4T9T10T11 　移位	1.偏食 2.體質偏酸性 3.女性居多數 4.婦女病

	圖　　　　　示	說　　　　明
氣 罐 療 法 （一）	 膀胱經　　T1　　膀胱經 S4	▲療位： 　1.（頸、斜） 　2.（背、腰、臀）膀胱經 　3.（大椎～腰俞）督脈 ▲要領： 　1.（頸、斜）～滑 　2.（背、腰、臀）～滑～吸放 　3.（大椎～腰俞）～吸放
氣 罐 療 法 （二）	 曲澤 委中 1/3　湧泉　2/3	▲穴位： 　1.委中～膝膕橫紋中央 　2.湧泉～腳底前1/3之足心 　3.曲澤～曲肘，肘橫紋上 　　，當大筋肉陷中 ▲要領： 　1.（委中）～×2～吸放 　2.（湧泉）～×2～吸放 　3.（曲澤）～×2～吸放

第三篇 (27) 病名 ～ (手腳冰冷) (冷虛)

項目	圖　　　　示	說　　　　明
氣罐療法 (三)	天突　乳根　膻中　乳根	▲療位： 1.天突～膻中 2.乳上 3.乳下 4.乳房 ▲要領： 1.(天突--膻中)～滑 2.(乳上、乳下)～滑 3.(乳房)～吸放/30分鐘
氣罐療法 (四)	足三里　期門　關元 (B)　三陰交	▲穴位： 1.關元～(臍)下3寸 2.期門～(乳頭)下第(6.7)肋間 3.足三里～(外膝眼)下3寸 4.三陰交～(內踝)上3寸 ▲要領： 1.(關元)(期門)～吸放 2.(足三里)x2～吸放 3.(三陰交)x2～吸放
特殊療法	(A)多食(鐵質)食品 (B)多食(碘)食品 (C)睡前喝龜鹿二仙酒 龜鹿二仙膠 ＋ 米酒	▲A方： 　如碗豆、南瓜子、腰果、核桃、菠菜、蛋黃 ▲B方： 　如海帶、海苔、蕃茄、牡蠣、葡萄乾 ▲C方： 1.(龜鹿二仙膠)1斤，溶於5瓶(米酒)中 2.每日睡前，喝1小杯 3.如有需要，請來電

第三篇　（28）病名　～　（正頭痛）

	內　因	外　因	他　因
病 因	1.膀胱經病變 2.腦神經衰弱 3.習慣性	1.C1錯位 2.感冒高燒 3.中暑	1.高血壓(160以上) 2.低血壓(95以上) *血壓標準：80(低)～120 　(高) *正頭痛～前、中、後之 　頭痛

	圖　　　　　　示	說　　　　　　明
氣 罐 療 法 （一）		▲療位： 　B、後頸 　C、斜方肌 　D、A、(前頭)(後頭) ▲要領： 　1.後頸～滑 　2.斜方肌～滑 　3.(前頭)(後頭)～滑 　　(小罐)(撥髮)
氣 罐 療 法 （二）		▲穴位： 　1.風池～(風府)旁開之髮 　　際邊凹陷 　2.百會～兩耳尖直上、頭 　　頂中央 　3.風府～項後正中線，髮 　　際上1寸 　4.枕1～枕骨線，第1點 ▲要領： 　1.(風池)×2～吸放 　2.(百會)(風府)～吸放 　3.(枕1)×2～吸放

項目	圖　　示	說　　明
氣罐療法（三）	(G)肩背區　肩胛手足區　(A)後項區　(B)心肺區　(C)肝木區　(D)脾胃區　(E)腎水區　臀部(F)坐骨區	▲療位： 1.(背、腰、臀)膀胱經 2.(T1～S4)督脈 ▲要領： 1.(背、腰、臀)～(滑)(吸放) 2.(T1～S4)～吸放
氣罐療法（四）	（開運美容） 　太陽　太陽	1.(額頭)～向上滑 2.(眉毛)～向(眉尾)滑 3.(眼袋)～向(眼尾)滑 4.(迎香)～向(太陽)滑 5.(地倉)～向(耳中)滑 6.(承漿)～向(耳下)滑 7.(前頸)～向(下巴)上滑 8.(太陽→耳門→耳後→內肩)～(滑)～(排毒)
特殊療法	（頸部體操） (A)　(B)　(C) （按合谷）　(A)　(B)	▲頸部體操： A.頭慢慢前傾，頭慢慢地後仰 B.頭、肩大幅前傾，一邊深呼吸，一邊頭，肩上頂，數次 C.頭朝左，大幅牽拉；頭朝右大幅牽拉，數次 ▲按合谷： 1.(A)～(雙1、2指)做成圓指尖要張開 2.(B)～(兩圓)對合，互相壓住(虎口)合谷附近 3.吸氣～互相用力壓 4.吐氣～指放鬆

第三篇 (29) 病名 ～ (偏頭痛)

	內　因	外　因	他　因
病 因	1.膽經病變 2.小腸經病變 3.大腸經病變 4.三焦經病變	1.C1C2 側拉緊 2.T4移位觸痛	

	圖　　　　示	說　　　　明
氣罐療法 (一)		▲療位： 　1.頸部 　2.斜方肌 ▲要領： 　1.頸部～滑 　2.斜方肌～滑
氣罐療法 (二)		▲療位： 　1.偏頭～阿是 　2.枕1 ▲要領： 　1.(阿是)～滑 　2.枕1～吸放

項目	圖　　　　示	說　　　　明
氣罐療法（三）		▲穴位： 　1.風池～(風府)兩旁之髮際邊凹陷處 　2.合谷～(第1、2指)虎口之歧骨間凹處 　3.列缺～(雙虎口)交叉，食指按壓處 ▲要領： 　1.(風池)×2～吸放 　2.(合谷)(列缺)～吸放
氣罐療法（四）		▲穴位： 　1.髮際側～(前頭)正中線，髮際旁 　2.插花～(額角)旁直上入髮際1.5寸 　3.魚尾～(目外眥)角端 　4.太陽～(眉梢)(外眼角)交會點後1寸 ▲要領： 　1.(髮際側→插花)～滑 　2.(魚尾→太陽)～滑
特殊療法		▲頸部體操： 　A.頭慢慢前傾，頭慢慢地後仰 　B.頭、肩大幅前傾，一邊深呼吸，一邊頭、肩上頂，數次 　C.頭朝左，大幅牽拉；頭朝右大幅牽拉，數次 ▲按合谷： 　1.(A)～(雙1、2指)做成圈指尖要張開 　2.(B)～(兩圈)對合，互相壓住(虎口)合谷附近 　3.吸氣～互相用力壓 　4.吐氣～指放鬆

第三篇　（30）病名～（落枕、頸痠痛）

	內　　因	外　　因	他　　因
病 因	1.風寒濕阻，致氣血經脈不暢	1.過度疲勞、睡眠不足～睡覺時，欲轉身，而頸部未隨轉 2.頸部姿勢固定 3.頸部過度活動或不慎受傷 4.C6～T2移位	

	圖　　　　　　　　示	說　　　　　　　明
氣 罐 療 法 （一）	（健側） 	▲部位： 　A.(C1～T2) 　B1.健側（斜方肌） ▲要領： 　1.(C1～T2)～滑 　2.(斜方肌)～滑
氣 罐 療 法 （二）	（患側） 	▲部位： 　A.(C1～T2) 　B2.患側（斜方肌） ▲要領： 　1.(C1～T2)～滑 　2.(斜方肌)～滑 　3.先(滑罐杯)滑，後(小罐杯)滑、加強之

第三篇 （30）病名～（落枕、頸痠痛）

項目	圖　　　示	說　　　明
氣罐療法（三）		▲部位：(枕1、2、3) ▲要領： 　1.患側(枕1、2、3)～滑 　2.先(滑罐杯)滑，後(小罐杯)滑，加強之
氣罐療法（四）		▲穴位： 　1.昆侖～(外踝)(跟腱)之中 　2.太谿～(內踝)(跟腱)之中 　3.外關～(俯掌)，腕紋中上2寸 　4.落枕～第(2、3)指歧骨間 ▲要領： 　1.健側(昆侖、太谿)～吸放同時(拉展痛側) 　2.健側(外關、落枕)～吸放同時(拉展痛側)
特殊療法		▲端提頸： 　1.(雙拇)抵(風池) 　2.(食指)在上，(中指)在下，端住(下頜骨) 　3.穩力向上(中、左、中、右、中)端提數次 ▲頸部操： 　A.～(頭部)慢慢前傾，後仰 　B.～(頭及肩膀)儘量前傾，上頂 　C.～(頭及頸部)儘量向(健側)拉展

94

第三篇 （31）病名 ～（頸椎骨刺）

	內　因	外　因	他　因
病 因	1.頸關節退化生刺 　壓迫神經根脊髓 　40歲以上可見 2.椎體磨損後，使 　骨質增生	1.輕微的外傷 2.受風寒誘發	*頸椎老化病徵： 1.椎間隙變窄，韌帶鬆弛 2.椎間盤水分含量減少，彈 　力下降

	圖　　　　　示	說　　　　　明
氣 罐 療 法 (一)		▲療位： 　1.後頸 　2.斜方肌 　3.阿是 ▲要領： 　1.(後頸)(斜方肌)～滑 　2.(阿是)～(小罐)(滑)
氣 罐 療 法 (二)		▲部位： 　1.天柱～(C1下)旁開1.5 　　寸 　2.風池～(風府)兩旁之髮 　　際邊 ▲要領： 　1.(天柱、風池)x2～吸放

項目	圖　　　　示	說　　　　明
氣罐療法 (三)	合谷　列缺	▲穴位： 1.列缺～兩手虎口交叉，食指端按壓處 2.合谷～(拇食指)分開，虎口歧骨處 ▲要領： (列缺)(合谷)～吸放
氣罐療法 (四)	膀胱經　T1　膀胱經　S4	▲療位： 1.(T.L.S)膀胱經 2.(T.L.S)督脈 ▲要領： 1.(T.L.S)膀胱經～(滑)～(吸放) 2.(T.L.S)督脈 ～(吸放)
特殊療法	A. (鹽醋) → 灸刺 B. (秘方) → 治刺	A：(鹽醋)灸刺： 　請參照3-68下 B(秘方)治刺： 　6帖治癒，來電詳告

	內　因	外　因	他　因
病 因	1.(膀胱經)病變 2.(內臟)嚴重病變 　～病入膏肓	1.長期負重，致(胸椎)側彎，蜷曲 2.(胸椎)移位 3.骨傷、腫瘍、帶狀疱疹 4.(肩胛骨)高低不一	1.中年以上之背脊，缺柔軟性 2.過於疲勞，產生脊椎過敏症，當壓迫棘突時會劇痛

	圖　　　　示	說　　　　明
氣 罐 療 法 （一）		▲療位： 　1.後頸 　2.斜方肌 ▲要領： 　1.(後頸)～滑 　2.(斜方肌)～滑
氣 罐 療 法 （二）		▲療位： 　1.(T～S)膀胱經 　2.(T～S)督脈 　3.(阿是)～痛處 ▲要領： 　1.(T～S)膀胱經～(滑) 　　吸放 　2.(T～S)督脈～吸放 　3.(阿是)～吸放

項目	圖　　　　　示	說　　　　明
第三篇　（32）病名 ～（背部痛）		

項目	圖　　　　　示	說　　　　明
氣罐療法（三）	陽陵泉 委中　委中	▲穴位： 1.委中～(膝膕)中央 2.陽陵泉～膝外側(腓骨小頭)微前下方 ▲要領： 1.(委中)×2～吸放 2.(陽陵泉)×2～吸放
特殊療法（一）	(逗骨推棘) 逗狀骨 —— 補助手 逗狀骨 —— 矯手 推 背部 棘突	▲要領：(俯臥) 1.醫生立於正前方 2.一手(逗狀骨)放於(棘突) 3.另一手則補助推至(臨界點)再施以頓力
特殊療法（二）	(扳腋推橫) 矯手 → 固手 推橫 凸側　扳腋 凹側	▲要領：(俯臥) 1.病人：凹側手，放於(枕骨上) 2.醫生： 　A.(固手)向內扳腋 　B.(矯手)拇指頂住凸部，吐氣將畢，向內推凸部

	內　因	外　因	他　因
病 因	1.病入膏肓 2.百病虛損	1.背部痛 2.上氣喘逆 3.咳嗽吐血	1.五勞七傷 2.骨蒸盜汗 3.夢遺失精

	圖　　　　　示	說　　　　　明
氣 罐 療 法 （一）		▲療位： 　1.後頸 　2.斜方肌 ▲要領： 　1.後頸～滑 　2.斜方肌～滑
氣 罐 療 法 （二）		▲療位： 　1.(T～S)膀胱經 　2.(T～S)督脈 　3.(阿是)～痛處 ▲要領： 　1.(T～S)膀胱經～(滑) 　　吸放 　2.(T～S)督脈～吸放 　3.(阿是)～吸放

項目	圖　　　　　示	說　　　　　明
氣罐療法（三）	膏肓	▲療位： 1.膏肓(阿是)～T4下旁開3寸 ▲要領： 1.(膏肓)x2～吸放
氣罐療法（四）	委中　委中　外關	▲穴位： 1.委中～(膝膕)中央 2.外關～俯掌，腕紋中上2寸 ▲要領： 1.(委中)x2～吸放 2.(外關)x2～吸放
特殊療法	（經絡內臟調理） 心經 小腸經（週一）　膀胱經 腎經（週二）　心包經 三焦經（週三） 任脈 督脈（週日） 胆經 肝經（週四）　肺經 大腸經（週五）　胃經 脾經（週六）	▲請參考本書第二篇保健(四)～經絡內臟調理P21～P34

	內　因	外　因	他　因
病 因	▲椎間盤老化、水分含量減少、彈力下降 ▲椎間隙變窄、韌帶鬆弛	▲椎體磨損反應性之骨質增生 ▲(椎體)和(椎體)相碰，椎體的邊緣產生(骨刺)	▲過度疲勞 ▲肌張力降低 ▲(骨刺)有時不會影響周圍組織但逐漸加重後(骨刺)開始壓迫或刺激(神經)就會開始疼痛
	圖　　　　示		說　　　　明
氣 罐 療 法 (一)	阿是痛點 T S		▲療位： 1.(背、腰、臀)膀胱經 2.(T1～S4)督脈 ▲要領： 1.(膀胱經)～(滑)(吸放) 2.(督脈)～吸放
氣 罐 療 法 (二)	脊中		▲穴位： 脊中～(T11)(T12)之中 ▲要領： (脊中)(大椎)～吸放

項目	圖　　　　　　示	說　　　　　　明
氣罐療法（三）	阿是 骨刺處	▲療位： 　（阿是）～骨刺處 ▲要領： 　1.（阿是）～（滑）（吸放）
氣罐療法（四）	小腸俞　委中　委中	▲穴位： 　1.小腸俞～S1下旁開1.5寸 　2.委中～（膝膕）中央 ▲要領： 　1.（小腸俞）x2～吸放 　2.（委中）x2～吸放
特殊療法	A.　鹽醋　→ 灸刺 B.　秘方　→ 治刺	A.（鹽醋）灸刺： 　（請參照3～68下） B.（秘方）治刺： 　6帖治癒，來電詳告

	內　因	外　因	他　因
病 因	1.內臟反射性痛～ 　(前列腺肥大)(腎 　病)(胰病)(胃病) 2.內分泌失調 3.膀胱經病變 4.督脈病變 5.軟骨性	1.腰骨剌 2.(股關節)脫臼 3.L1 L2移位 4.T、L、S之神經 　受壓迫	1.先天畸形 2.姿勢不良

	圖　　　　示	說　　　　明
氣 罐 療 法 (一)		▲穴位： 1.(阿是)～痛處 2.腎俞～L2下旁開1.5寸 3.腰眼～L4L5旁開凹陷 4.腰阳關～L4L5之中 5.腰俞～S4下隙縫中 ▲要領： 1.(阿是)～(滑)～(吸放) 2.(腎俞)x2～吸放 3.(腰眼)x2～吸放 4.(腰阳關)(腰俞)～吸放
氣 罐 療 法 (二)		▲療位： 1.胸椎(T) 2.腰椎(L) 3.薦椎(S) ▲要領： 1.(T1)(S4)～吸放 2.(T4)(S1)～吸放 3.以此類推

項目	圖　　　　示	說　　　　明
氣罐療法（三）	環跳　委中　承山	▲穴位： 1.環跳～（大轉子）後陷中 2.委中～（膝膕）中央 3.承山～（後小腿）人紋處 ▲要領： 1.（環跳）×2～吸放 2.健側（委中）（承山）～吸放 3.患側（委中）（承山）～吸放
氣罐療法（四）	R　S　大腿外側	▲療位： 1.R（膝膕神經） 2.S（腓膕神經） 3.大腿外側 ▲要領： 1.R～滑 2.S～滑 3.大腿外側～（滑）（吸放）
特殊療法	（整骨盆） 量 → L5／髂上 矯 → 上推／低髂	▲量： 1.（L5與髂骨上緣）應平行 2.找出一側是否滑脫即為 　（痠痛側） ▲矯： 1.向上推（低臀）數次 2.如兩側均滑脫，（脫少 　者）先推

第三篇 （36）病名 ～ （閃腰）

	內　因	外　因	他　因
病 因	1.(膀胱經)失調， 　(經絡)閉塞不通	1.外傷、瘀血 2.(腰部)過度後伸 　，前屈、扭轉、 　彎腰 3.L4移位	*特徵～腰不能挺直，俯仰 　屈伸、轉側起坐均困難

	圖　　　　示	說　　　　明
氣 罐 療 法 （一）	阿是 痛點 L2 腎俞　　　腎俞 L3　　　　命門	▲穴位： 　1.(阿是)～痛處 　2.腎俞～L2下旁開1.5寸 　3.命門～L2L3之中 ▲要領： 　1.(阿是)～(滑) 　2.(腎俞)×2～吸放 　3.(命門)(阿是)～吸放
氣 罐 療 法 （二）	命腎 門俞 大　腰 腸　眼 俞 委中 委陽	▲穴位： 　1.腰眼～L4下旁開各3寸 　2.大腸俞～L4下旁開各1.5 　　寸 　3.委中～膝膕中央 　4.承山～足尖抵地，小腿人 　　紋處 ▲要領： 　1.(腰眼)×2～吸放 　2.(大腸俞)×2～吸放 　3.健側(委中、承山)～吸放 　4.患側(委中、承山)～吸放

項目	圖　　　　　　示	說　　　　　　明
氣罐療法（三）	前列腺（男）子宮（女） 12　21 3 4 6 7 7 6 5 4	▲療位： 1.枕2 2.枕6 ▲要領： 1.健側（枕2）（枕6）～吸放 2.患側（枕2）（枕6）～吸放
氣罐療法（四）	(C)（D） 腰痛穴 中關 橈關 尺關 （腕背橫紋）	▲療位： 1.手背（腰痛穴）～俯掌，第（2、3）（4、5）掌骨間計兩穴 2.手三關 (1)中關～（腕背）橫紋中上1寸 (2)尺關～（中關）向尺側，旁開1寸 (3)橈關～（中關）向橈側，旁開1寸 ▲要領： 1.健側（腰痛穴）～吸放 2.健側（手三關）～吸放
特殊療法	按提腰　　　　壓痛腿轉 	▲按提腰： 1.雙手按在痛處 2.穩力向下壓 3.再用力壓迫 4.猛然上提 ▲壓（痛腿）轉： 1.壓（痛側）大腿，靠（胸腹） 2.（順時）（逆時）旋轉，聽到（響聲）即好了

	內　因	外　因	他　因
病 因	1.(肝、腎)不足 　，勞損 2.(膀胱經)病變	1.L1L4L5S1移位 　，骨質增生，刺 　激神經，致(坐 　體神經)痛 2.(股關節)移位， 　致(腰椎)側彎 3.長坐臥寒濕環境 　，坐骨神經受寒 4.薦髂關節炎 5.髖關節炎	1.姿勢不正，(腰部)長期 　緊張 2.糖尿病 3.臀部外傷 4.盆腔腫瘤 5.臀肌注射位置不當
	圖　　　　　示		說　　　　　明
氣 罐 療 法 (一)	 阿是		▲療位： 　1.(L.S)膀胱經 　2.(L.S)督脈 　3.(阿是) ▲要領： 　1.(L.S)膀胱經～(滑) 　　～(吸放) 　2.(L.S)督脈 ～吸放 　3.(阿是)～(滑)～(吸放)
氣 罐 療 法 (二)	 後臀 後腿 環跳 委中 承山		▲療位： 　1.後(臀、腿) 　2.委中～(膝膕)中央 　3.承山～(後小腿)人紋處 ▲要領： 　1.(後臀腿)～滑 　2.(委中)(承山)～吸放

項目	圖　　　　　示	說　　　　　明
氣罐療法(三)	環跳　　風市　　陽陵泉	▲療位： 1.側臀腿 2.環跳～(大轉子)後陷中 3.風市～兩手下垂，(中指)尖處 4.陽陵泉～膝外側，(腓骨)小頭微前方 ▲要領： 1.(側臀腿)～滑 2.(環跳)～x2～吸放 3.(風市)(陽陵泉)～吸放
氣罐療法(四)	R　　S　　大腿外側	▲療位： S～腓腘神經 R～膝腘神經 ▲要領： 1.(腓腘神經)～(滑)(小罐) 2.(膝腘神經)～(滑)(小罐)
特殊療法	(整骨盆) 量 ➞ L5/髂上 矯 ➞ 上推/低髂	▲量： 1.(L5與髂骨上緣)應平行 2.找出一側是否滑脫即為(酸痛側) ▲矯： 1.向上推(低臀)數次 2.如兩側均滑脫，(脫少者)先推

108

	內　　因	外　　因	他　　因
病 因	1.(肝、腎)不足 　，勞損 2.(膀胱經)病變 3.腰椎關節退化， 　增生性病變	1.遭受外力 2.腰部過於負重 3.腰部扭傷，引起 　變形 4.(腰肌)勞損	1.姿勢不正，(腰部)長期 　緊張 2.L4 L5間，活動較多，比 　較容易生骨刺

	圖　　　　示	說　　　　明
氣 罐 療 法 (一)	 腰部 阿是穴	▲療位： 　1.(L.S)膀胱經 　2.(L.S)督脈 　3.(阿是) ▲要領： 　1.(L.S)膀胱經～(滑) 　　～(吸放) 　2.(L.S)督脈 ～吸放 　3.(阿是)～(滑)～(吸放)
氣 罐 療 法 (二)	 環跳 (A) 殷門 委中 (B) 承山	▲療位： 　1.大腿(膀胱經) 　2.小腿(膀胱經) ▲要領： 　1.大腿(膀胱經)～滑 　2.小腿(膀胱經)～滑 　3.(委中)(承山)～吸放 　4.(昆侖)×2～吸放

項目	圖　　　　　示	說　　　　　明
氣罐療法(三)	 (C) 陽陵泉 (D) 懸鐘 崑崙	▲療位： 　1.大腿(胆經) 　2.小腿(胆經) ▲要領： 　1.大腿(胆經)～滑 　2.小腿(胆經)～滑 　3.(環跳)(陽陵泉)～吸放
氣罐療法(四)	 O　N	▲療位： 　1.小腿(腓腘神經) 　2.小腿(膝腘神經) ▲要領： 　1.(腓腘神經)～滑 　2.(膝腘神經)～滑
特殊療法	A. B. 鹽醋 ➔ 灸刺 C. 秘方 ➔ 治刺	A：壓痛腿轉 　1.壓(痛側)大腿，靠(胸、腹) 　2.做(順時)(逆時)旋轉， 　　聽到(響聲)即好 B：(鹽醋)灸刺： 　　請參照3-68下 C：(秘方)治刺： 　　6帖治癒，來電詳告

第三篇 (39) 病名 ～ (臀部痛)

	內　因	外　因	他　因
病 因	1.盆腔疾患	1.(梨狀肌)外傷 2.(梨狀肌)受寒	▲臨床表現： 1.臀部痠脹沉重 2.患側腿有放射性痛 3.跛行 4.陰部不適

	圖　　　　　示	說　　　　　明
氣 罐 療 法 (一)		▲療位： 　1.(腰部) 　2.(臀部) ▲要領： 　1.腰部～(滑)～(吸放) 　2.(臀部)～(滑)
氣 罐 療 法 (二)		▲穴位： 　1.居髎～側臥，屈腿時， 　　股橫紋處 　2.環跳～側臥，屈腿時， 　　大轉子後陷 ▲要領： 　(居髎)(環跳)～吸放

項目	圖　　　　　示	說　　　　　明
氣罐療法(三)	陽陵泉　風市	▲穴位： 1.風市～直立，兩手下垂，中指尖 2.陽陵泉～膝外側(腓骨小頭)微前下方 ▲要領： 1.(風市)(陽陵泉)～吸放
氣罐療法(四)	委中　承山　承扶	▲穴位： 1.承扶～俯臥，臀橫紋中央 2.委中～(膝膕)中央 3.承山～(後小腿)人紋處 ▲要領： 1.承扶～吸放 2.(委中)(承山)～吸放
特殊療法	(雙腿仰曲)　　(整骨盆) 　量 → L5/髂上　　矯 → 上推低臀	A：雙腿仰曲： ▲功效：強化骨盆內的器官及腰部肌肉 ▲要領： 1.(雙腳)微曲，(雙腳)相對 2.向(腰部)方向滑移 3.達極限時，緩緩滑回原位 4.仰曲數次 B：整骨盆： ▲量： 1.(L5與髂骨上緣)應平行 2.找出一側是否滑脫即為(酸痛側) ▲矯： 1.向上推(低臀)數次

第三篇 (40) 病名 ～ (尾椎痛)

	內 因	外 因	他 因
病 因	1.尾椎骨有四塊會 (向內)(向外)(向 左)(向右)傾斜	1.意外撞擊 2.坐姿摔地 3.坐下時,尾椎向 前彎曲致尾四周 之軟組織產生反 射痛	▲有時會反射到(臀部)(腰 部)(腿部),而誤以為(坐 骨神經痛)

	圖　　　　　示	說　　　　　明
氣 罐 療 法 (一)		▲療位: 1.腰部 2.腎俞～L2下旁開1.5寸 3.腰眼～L4下旁開3寸 4.腰陽關～L4L5之間 ▲要領: 1.腰部(滑)～吸放 2.(腎俞)×2(腰眼)×2 　～吸放 3.(腰陽關)(命門)～吸放
氣 罐 療 法 (二)		▲療位: 1.臀部 2.下髎～S4下旁開兩孔 3.會陽～尾骨下兩側向上 　5分 ▲要領: 1.臀部～滑 2.(下髎)×2～吸放 3.(會陽)×2～吸放

113

項目	圖　　　　示	說　　　　明
氣罐療法（三）	L|L 左臀　S　右臀 V	▲療位： 　1.薦尾關節 　2.(薦尾關節)兩側 ▲要領： 　1.(滑)(小罐) 　2.吸放
特殊療法（一）	(體外矯正) 尾椎 軟組織━━　　　　━━軟組織	▲療位： 　1.(肛門口)尾椎軟組織 ▲要領： 　1.用(拇指)推(肛門)外(尾椎) 　2.按壓(外尾椎)兩側軟組織
特殊療法（二）	(體內矯正) ↑ 枕頭	▲療位： 　1.(肛門內)尾椎 ▲要領： 　1.患者～俯臥.墊腹.開腿) 　2.醫生～ 　(1)戴手套食指敷(凡士林) 　(2)微撥(薦尾關節) 　(3)(體外拇指)和(體內食指) 　　　夾住(尾椎)，作彎曲伸直 　　　之牽引動作 　(4)依x光片判定歪斜方向 　　　作反方向矯正

第三篇 (41) 病名 ～ (五十肩、肩關節痛)

	內　因	外　因	他　因
病 因	1.體弱、運動過度，致(氣血)不足，(筋脈)失養，瘀血痺而不通	1.肩部感受(風寒濕) 2.(肩關節)挫傷、韌帶損傷 3.C6移位 4.肩胛骨移位	*特徵～肩關節疼痛，手臂上舉困難 *發病多在50歲上下

	圖　　　　　示	說　　　　　明
氣 罐 療 法 (一)		▲療位： 　A～後頸 　B～斜方肌 　D～背部 ▲要領： 　(A)～滑 　(B)～滑 　(D)～滑
氣 罐 療 法 (二)	肩關節 (阿是)	▲療位： 　1.肩關節～(阿是) 　2.肩關節周圍 ▲要領： 　1.先用(滑罐杯)滑 　2.再用(小罐)滑(骨縫)

項目	圖　　　　　示	說　　　　　明
氣罐療法(三)		▲穴位： 1.肩髃～臂平舉(肩關節)凹陷處 2.肩前～(腋前皺)直上1寸 3.肩後～(腋後皺)直上1.5寸 4.手三里～(曲池)下2寸 5.曲池～曲肘，外側橫紋端 ▲要領： 1.(肩髃)(腋下)～吸放 2.(肩前)(肩後)～吸放 3.(手三里)(曲池)～吸放
氣罐療法(四)		▲穴位： 1.天宗～(肩胛骨)凹陷，平T4 2.大椎～ C7與T1之中 3.肩井～(大椎)與(肩髃)之中 4.秉風～舉臂(肩胛骨)上端陷處 ▲要領： 1.(天宗)x2～吸放 2.(大椎)(肩井)～吸放 3.(秉風)(肩髃)～吸放
特殊療法	(整骨)～量、旋、推 	▲量： 1.量左右(肩胛骨)底部 2.找出(低胛)(高胛) ▲旋： 旋(高胛)左右各36次 ▲推： 上推(低胛)5次

	內　因	外　因	他　因
病 因	1.肘部肱骨外上髁 　及韌帶長期勞損 　筋脈失去營養 2.手三陰病變 3.手三陽病變	1.肘部受風寒，經 　絡受阻 2.前臂肌群，長期 　猛力收縮，引起 　肌腱附著點發炎 3.胸鎖關節移位 4.C5～T2神經受壓 　迫	

	圖　　　　　示	說　　　　　明
氣 罐 療 法 （一）		▲療位： 　1.(C～T2) 　2.斜方肌 ▲要領： 　1.(C～T2)～滑 　2.斜方肌～滑
氣 罐 療 法 （二）		▲療位： 　手三陰 ▲要領： 　(手三陰)～滑

項目	圖　　　　示	說　　　　明
氣罐療法 (三)	(陽面) 肩髃 臂臑 曲池 手三里 外關 合谷	▲療位： 手三陽 ▲要領： 1.(手三陽)～滑
氣罐療法 (四)	肘髎 曲池 合谷 曲池 手三里 (刺) 尺澤 少海	▲療位： 1.阿是～痛處 2.曲池～ 肘窩橫紋端凹處 3.肘髎～(曲池)上1寸斜向外側 4.尺澤～(肘橫紋)中央偏(橈)側 5.少海～去肘端1/2寸 6.手三里～(曲池)下2寸 ▲要領： 1.阿是～(滑)(小罐) 2.(曲池、肘髎)(尺澤)～吸放 3.(少海)(手三里)～吸放
特殊療法	A(扶肘轉腕)　B.(藥療) 鮮根 腕/肘　有骨消半斤　排骨	▲A(扶肘轉腕)： 1.臂平舉，扶肘使其不彎 2.向內屈腕，並向內轉腕 3.重覆數次 ▲B藥療： 1.有骨消(鮮根半斤) 2.燉(排骨)服

第三篇 （43）病名 ～（手臂痠麻）

	內　因	外　因	他　因
病 因	1.臂叢神經～ 　C5C6C7T1牽拉傷 2.肌肉疲勞	1.(尺骨小頭)拉傷 　～因翻腕過度 　或旋臂過猛 2.肩痛未治，手臂 　轉癱	

	圖　　　　　　　示	說　　　　　　明
氣 罐 療 法 （一）		▲療位： 　1.後頸 　2.斜方肌 　3.(肩胛骨)(背) ▲要領： 　1.後頸～滑 　2.斜方肌～滑 　3.肩胛骨～(滑)(吸放) 　4.背～(滑)(吸放)
氣 罐 療 法 （二）		▲療位：(手臂陰面) 　1.肺經 　2.心包經 　3.心經 ▲要領： 　1.肺經～(滑)(小罐) 　2.心包經～(滑)(小罐) 　3.心經～(滑)(小罐)

項目	圖　　　　　示	說　　　　明
氣罐療法（三）		▲療位：（手臂陽面） 　1.大腸經 　2.三焦經 　3.小腸經 ▲要領： 　1.大腸經～（滑）（小罐） 　2.三焦經～（滑）（小罐） 　3.小腸經～（滑）（小罐）
氣罐療法（四）		▲療位： 　枕1、2、、6、7點 ▲要領： 　1.左（枕1、2）（枕6、7）～ 　　吸放 　1.右（枕1、2）（枕6、7）～ 　　吸放
特殊療法		▲穴位： 　1.四縫～第（2.3.4.5）指， 　　第（二）（三）節中央 　2.八邪～（1.2.3.4.5）指 　　歧縫間 　3.十宣～十指尖端，去爪 　　甲1分 ▲要領： 　1.先灸（八邪） 　2.再刺（四縫）（十宣） 　3.點刺2下，稍擠壓出血 　　（1.2）滴

第三篇 （44）病名～（眼睛疲勞）

	內　因	外　因	他　因
病 因	1.白內障 2.血供應不足(眼球)失去柔軟 3.腎經及膀胱經病變	1.C2、T2移位 　(與視神經有直接關係) 2.L2移位 　(與視神經有間接關係)	1.過度使用(眼睛) 2.身體過於疲勞 3.(眼鏡)度數不合 4.老花眼
	圖　　　示		說　　　明
氣 罐 療 法 (一)	 光明		▲療位： 　1.後頸(C1～C7) 　2.T1～T2 　3.光明～(外踝尖)直上5寸 ▲要領： 　1.(C1～T2)～滑 　2.(C1)(T2)～吸放 　3.(光明)×2～吸放
氣 罐 療 法 (二)	 風池　(風府)　風池 肩中俞		▲療位： 　1.斜方肌 　2.風池～(風府)兩旁之髮際凹陷 　3.肩中俞～(大椎)旁開2寸 ▲要領： 　1.(斜方肌)～(滑) 　2.(風池)×2～吸放 　3.(肩中俞)×2～吸放

項目	圖　　　　示	說　　　　明
氣罐療法 (三)	肝俞　腎俞	▲療位： 1.背部 2.腰部 3.肝俞～T9旁開1.5寸 4.腎俞～L2下旁開1.5寸 ▲要領： 1.(背、腰)～滑 2.(肝俞)×2～吸放 3.(腎俞)×2～吸放
氣罐療法 (四)		▲要領： 1.(眉頭～眉尾)～滑 2.(上眼皮)～滑 3.(下眼皮)～滑 4.(眼周)～滑 5.使用3個最小罐，輪流滑
特殊療法	(眼球運動) 中—右 上 左 下 中—眉間 鼻尖 右↔左 眼尾 中—上↕下 靠攏 眉間上 (食療) 枸杞子	▲眼球運動： 1.做下列動作前，靜心(眼球)置中 2.(眼球)向右、上、左、下、眉間、鼻尖～凝視6秒 3.(眼球)～用力向(右左)～旋6次 4.(眼球)交替凝視(眼尾)(上下)6次 5.(眼球)靠攏～6秒 6.(眼球)凝視(眉間上)6秒 7.早、中、晚各做一次 ▲食療： (枸杞子)～煎服或泡開水服

第三篇 (45)病名～(鼻塞)

	內　因	外　因	他　因
病 因	1.鼻腔內粘膜，發 　炎腫脹，使鼻腔 　變窄 2.鼻炎引起 3.鼻蓄濃引起 4.(肺經)病變 5.自律神經失調	1.駝背 2.C1往正後方移位 3.C3、C4移位 4.T1～T4移位	1.心理因素引發 2.(暫時性)鼻塞因感冒引 　起 3.(持續性)鼻塞因鼻炎引 　起

	圖　　　　　　示	說　　　　　　明
氣 罐 療 法 (一)		▲療位： 　1.(C1～T4) 　2.風池～(風府)兩旁之髮 　　際邊 　3.風門～T2下旁開1.5寸 ▲要領： 　1.(C1～T4)～滑 　2.(風池)×2～吸放 　3.(風門)×2～吸放
氣 罐 療 法 (二)	(開運美容) 	1.(印堂→上星)～(滑) 　(吸放) 2.(迎香)～(吸放) 3.餘同(開運美容)步驟

項目	圖　　　　示	說　　　　明
氣罐療法（三）		▲療位： 　1.天突～膻中 　2.乳上 　3.乳下 　4.乳房 ▲要領： 　1.（天突--膻中）～滑 　2.（乳上、乳下）～滑 　3.（乳房）～吸放/30分鐘
氣罐療法（四）		▲療位： 　1.手(肺經) 　2.合谷～第(1.2)指虎口歧 　　骨間陷中 ▲要領： 　1.手(肺經)～(小罐)(滑) 　2.(合谷)×2～吸放
特殊療法		▲搓鼻功： 每日起床，未下床前搓熱按 摩鼻側81次 ▲刺少商： 1.少商～(拇指)爪甲(內角)旁 　1分 2.點刺2下，使血自然流出 ▲吸切蔥： 1.(蔥白)切口對準(鼻孔) 2.深呼吸，鼻子可通

第三篇　(46)病名～(過敏性鼻炎)

	內　因	外　因	他　因
病 因	1.肺氣虛 2.受風邪	1.突然吸進冷空氣 2.塵埃或花粉引起 3.C1及T1～T4移位	1.(抗原體～抗生素)造成 ＊中老年人較多

	圖　　　　　示	說　　　　　明
氣 罐 療 法 (一)	(斜)　　(斜) T2～T4	▲療位： 1.頸部 2.斜方肌 3.T1～T5 ▲要領： 1.頸部～滑 2.斜方肌～滑 3.(T1～T5)～滑
氣 罐 療 法 (二)	(風府) 風池━　　━風池 風門━━　●　●　━━風門	▲穴位： 1.風府～項後正中線，入 　髮際1寸 2.風池～(風府)兩旁之髮 　際邊 3.風門～(T2)下旁開1.5 　寸 ▲要領： 1.(風府)(大椎)～吸放 2.(風池)×2～吸放 3.(風門)×2～吸放

項目	圖　　　　　示	說　　　　明
氣罐療法（三）		▲穴位： 1.迎香～(鼻翼)旁(鼻唇)溝中 2.印堂～(兩眉)中央 3.上星～前髮際中後1寸 4.合谷～(虎口)歧骨間陷中 ▲要領： 1.(迎香)x2～吸放 2.(印堂)(上星)～吸放 　(小罐) 3.(合谷)x2～吸放
氣罐療法（四）	(開運美容) 	1.(額頭)～向上滑 2.(眉毛)～向(眉尾)滑 3.(眼袋)～向(眼尾)滑 4.(迎香)～向(太陽)滑 5.(地倉)～向(耳中)滑 6.(承漿)～向(耳下)滑 7.(前頸)～向(下巴)上滑 8.(太陽→耳門→耳後→內肩)～(滑)～(排毒)
特殊療法	(搓鼻功)　　(虎背功) 	▲搓鼻功： 每日起床，未下床前搓熱按摩鼻側81次 ▲虎背功： 1.背向立於牆邊，距牆邊與足等距(A＝B) 2.雙手抱胸，以免(肩胛骨)受傷 3.腳微蹲，吸氣，(背部)自然倒向牆；同時(嘴)打開，吐氣 4.重覆，(3)作36次以上

第三篇　(46)病名～(過敏性鼻炎)

	內　因	外　因	他　因
病 因	1.(大腸經)病變 2.蛀牙	1.頸關節異常 2.C1～C3移位 3.T1～T4移位	1.缺乏鈣質

	圖　　　　　　示	說　　　　　　明
氣 罐 療 法 (一)	(開運美容) 	1.(額頭)～向上滑 2.(眉毛)～向(眉尾)滑 3.(眼袋)～向(眼尾)滑 4.(迎香)～向(太陽)滑 5.(地倉)～向(耳中)滑 6.(承漿)～向(耳下)滑 7.(前頸)～向(下巴)上滑 8.(太陽→耳門→耳後→內 肩)～(滑)～(排毒)
氣 罐 療 法 (二)		▲療位： 1.(頸斜) 2.(T1～T4) ▲要領： 1.(頸斜)～滑 2.(T1～T4)～(滑)(吸放)

項目	圖　　　　　示	說　　　　　明
氣罐療法（三）		▲穴位： 1.頰車～咬牙時，肌肉隆起處 2.下關～顴骨下，張口凹陷處 3.合谷～(拇食指)虎口歧骨前凹陷 4.內庭～第(2.3)趾趾縫上5分 ▲要領： 1.(頰車)(下關)～吸放 2.(合谷)(內庭)～吸放
特殊療法（一）	（按耳下腺）　（吸閉拉痛頸） 	▲按耳下腺： 1.(雙拇)壓(耳下腺～耳下之動脈) 2.由上向下，反覆指壓，至柔軟為止 ▲吸閉拉痛頸： A.深吸～八分滿 B.閉氣 C.拉痛頸 D.重覆N次
特殊療法（二）	（A方）　鮮品 釘地蜈蚣 ＋ 鹽 （B方） 枸杞根 2兩　芹菜根 2兩	▲A方： 　　擦牙齦 ▲B方： 　　水煎服

第三篇 （48）病名 ～（耳鳴）

	內　因	外　因	他　因
病 因	1.（中耳）或（內耳） 　之血液循不良 2.（耳部）神經纖維 　緊張 3.腎虛 4.上焦火盛 5.肝膽火上升	1.C1C2C4移位 2.常遭受（噪音）的 　刺激	1.高血壓之患者 2.心臟病之患者

	圖　　　　示	說　　　　明
氣 罐 療 法 （一）	耳周 A 耳門　聽宮 翳風	▲療位：（耳周）（耳穴） 　　　　（耳屏） ▲要領： 　1.耳周～滑 　2.（聽宮）（耳門）～吸放 　3.（翳風）～吸放 　4.（耳屏外三穴）～滑
氣 罐 療 法 （二）	行間 太谿	▲穴位：（肝穴）（腎穴） 　1.行間～第（1.2）趾縫後 　　5分處 　2.太谿～（內踝）（跟腱）之 　　間 ▲要領： 　1.（行間、太衝）x2～ 　　吸放 　2.（太谿）x2～吸放

項目	圖　　　示	說　　　明
氣罐療法（三）		▲療位：(肘窩)(內關、外關) ▲要領： 1.肘窩～滑 2.(內關)(外關)～吸放
氣罐療法（四）		▲療位： (腳背～內耳迷路)/H (腳底～耳朵)/G ▲要領： 1.(腳背～內耳迷路)～滑 2.(腳底～耳朵)～滑
特殊療法	（提牽拉耳）　　（擴縮顱骨） 	▲提牽拉耳： 1.向上提拉(耳尖)數次 2.向外牽拉(耳輪)數次 3.向下牽拉(耳垂)數次 ▲擴縮顱骨： 1.病人～吸氣，腳背向頭部收 2.醫生～向箭頭施壓至極限 3.病人～吐氣，腳背伸直 4.重覆9次

第三篇 (49)病名 ～(喉痛、扁桃腺炎)

	內　因	外　因	他　因
病 因	1.內傷陰虛 2.(扁桃腺)發炎 3.(肺、腎、膀胱) 　經病變	1.(風、熱)外邪相 　搏結於咽喉 2.虛火上炎 3.C5及C7移位	

	圖　　　　示	說　　　　明
氣 罐 療 法 (一)		▲療位： 　1.後頸 　2.斜方肌 ▲要領： 　1.(後頸)～滑 　2.(斜方肌)～滑
氣 罐 療 法 (二)		▲療位： 　1.前頸 　2.廉泉～(喉結)上方，頸 　　橫紋中央 　3.膻中～兩(第四肋)中央 ▲要領： 　1.(前頸)～(上滑)(小罐) 　2.(廉泉→膻中)～(滑) 　　(小罐)

項目	圖　　　　　示	說　　　　明
氣罐療法（三）		▲療位： 　腳背～（扁桃腺）（喉嚨） 　　　　（胸淋巴腺）（氣管） ▲要領： 　1.（扁桃腺）～（吸放）（辣炙） 　2.（喉嚨）（胸淋巴腺）（氣管） 　　～（滑）（辣炙）
氣罐療法（四）		▲穴位： 　1.曲池～曲肘肘窩橫紋端 　2.液門～俯掌（第4.5指） 　　縫中 　3.曲澤～仰掌肘橫紋大筋 　　內陷中 　4.少海～肘內廉，去肘端 　　5分 ▲要領： 　1.（曲池）（液門）～吸放 　2.（曲澤）（少海）～吸放
特殊療法		▲喉部運動： 　1.用力吐氣，向左側偏頭 　　，回中 　2.用力吐氣，向右側偏頭 　　，回中 　3.重覆9次 ▲點刺（魚際，少商）： 　1.刺2下 　2.使血自然流出

第三篇 (50) 病名 ～ (顏面神經痛)

	內　因	外　因	他　因
病 因	1.顏面神經缺血 2.顏面神經水腫 3.顏面組織病變	1.顏面感受到(風寒) 2.顏面局部受病毒感染 3.勞累、感冒 4.C1C2C3移位	*臨床表現： 　1.口眼歪斜 　2.患側頰部有麻木，頭痛畏寒等症狀

	圖　　示　　說　　明	
氣 罐 療 法 (一)		▲療位： 　1.(頸.斜) 　2.(C1C2C3) ▲要領： 　1.(頸.斜)～滑 　2.(C1C2C3)～(再滑)
氣 罐 療 法 (二)	（風池.天柱）　　　（翳風） 	▲穴位： 　1.風池～(風府)兩旁之髮際邊 　2.天柱～項後正中線入髮際5分，再旁開1.3寸 　3.翳風～耳垂根後距耳5分 ▲要領： 　1.(風池)(天柱)x2～吸放 　2.(翳風)x2～吸放

項目	圖　　　示	說　　　明
氣罐療法（三）	(開運美容) 印堂 太陽　太陽	1.(額頭)～向上滑 2.(眉毛)～向(眉尾)滑 3.(眼袋)～向(眼尾)滑 4.(迎香)～向(太陽)滑 5.(地倉)～向(耳中)滑 6.(承漿)～向(耳下)滑 7.(前頭)～向(下巴)上滑 8.(太陽→耳門→耳後→內肩)～(滑)～(排毒)
氣罐療法（四）	合谷	▲穴位： 　合谷～(拇食指)張開，虎口歧骨間 ▲要領： 　1.(合谷)×2～吸放 　2.同時(嚼口香糖)(扮小丑臉)等臉部運動
特殊療法	醫生 掌壓　用力→　患側 在上	▲要領： 　1.患者～側臥，患側在上 　2.醫生～以(掌)用力，壓(阿是)

第三篇 (51) 病名 ～ (胸悶、心胸痛)

	內　因	外　因	他　因
病 因	1.心臟病 2.胸膜炎 3.肋神經痛	1.活動準備不足， 　或突然閉氣用力 　，～則血滯於胸 　，不得消散，經 　絡受阻不通而悶 　痛 2.胸部岔氣 3.T2T4T5T6移位	1.神經緊張、焦慮

	圖　　　　示	說　　　　明
氣 罐 療 法 (一)	(斜)　　(斜) T1 T4 T5 T6 膀　膀 胱　胱 經　經	▲療位： 1.頸.斜 2.(T1～T6)膀胱經 3.(T1～T6) ▲要領： 1.(頸.斜)～滑 2.(T1～T6)膀胱經～(滑) 　(吸放) 3.(T1～T6)～(吸放)
氣 罐 療 法 (二)	天突 乳根　　　　乳根 膻中	▲療位： 1.天突～膻中 2.乳上 3.乳下 4.乳房 ▲要領： 1.(天突--膻中)～滑 2.(乳上、乳下)～滑 3.(乳房)～吸放/30分鐘

項目	圖　　　示	說　　　明
氣罐療法（三）	期門 （肝募） 中脘 臍	▲療位： 　1.肋骨 　2.中脘～(臍)上4寸 　3.期門～(乳頭)直下，第 　　(6.7)肋骨間 ▲要領： 　1.肋骨～滑 　2.(中脘)(期門)～吸放
氣罐療法（四）	肘橫紋 (J)間使　(J)郄門 (G)大陵　(H)內關 腕橫紋 神門　陰郄 通里　靈道	▲療位： 　1.手心經～(鎮定四穴) 　2.手心包經～(強心四穴) ▲要領： 　1.手心經～(滑)(小罐) 　2.手心包經～(滑)(小罐) 　3.(神門)(內關)～吸放
特殊療法	（發哈聲） （深壓慢揉） 心臟 A	▲(心經)易肋呼吸法： 　1.正坐垂膝，手指交叉 　2.吸氣～眼看左臂，臂伸直 　3.吐氣～發(哈)聲 　4.吐畢～肩先放鬆，手向外收回 　5.於午時(11時～13時)作9次以上 　　，可收最大效果 ▲深壓慢揉： ●按壓部位A～左肋下2公分 ●要領： 　1.醫生(雙掌)重疊按A 　2.慢慢深壓(病人感覺痛) 　3.慢慢順時針揉(數次)

第三篇 (52) 病名 ～ (脇肋痛)

	內　因	外　因	他　因
病 因	1.脅肋氣滯瘀血 　阻胸 2.肺經病變 3.肝經病變	1.用力過猛 2.姿勢不當 3.肋椎關節錯位 4.T5移位	*臨床表現： 1.轉側因難 2.咳嗽或深呼吸疼痛加重

	圖　　　　　　　示	說　　　　　　　明
氣 罐 療 法 (一)		▲療位： 　1.頸.斜 　2.(T1～T5) ▲要領： 　1.(頸.斜)～滑 　2.(T1～T5)～(滑) 　3.(T1)(T5)～(吸放)
氣 罐 療 法 (二)		▲療位： 　1.(脇肋) 　2.阿是 ▲要領： 　1.(脇肋)～滑(痛側) 　2.阿是～(小罐)(滑)

137

項目	圖　　　　示	說　　　　明
氣罐療法（三）	天突　乳根　膻中　乳根	▲療位： 1.天突～膻中 2.乳上 3.乳下 4.乳房 ▲要領： 1.(天突--膻中)～滑 2.(乳上、乳下)～滑 3.(乳房)～吸放/30分鐘
氣罐療法（四）	（章門、期門）　（支溝）（陽陵泉） 支溝(經)　外關(絡)　陽陵泉 期門(肝募)　中庭膻	▲穴位： 1.章門～側臥，屈腿，肘尖盡處 2.期門～第(6.7)肋間，(乳下二肋) 3.支溝～(陽池)上3寸 4.陽陵泉～膝外側(腓骨小頭)微前下 ▲要領： 1.(章門)(期門)～吸放 2.(支溝)x2～吸放 3.(陽陵泉)x2～吸放
特殊療法	消炎貼布　　阿是	▲要領： 1.慎選(消炎貼布) 2.於完成(療四)後，貼(阿是)

	內　因	外　因	他　因
病 因	1.胃腸炎～過食或 　吃生冷食物 2.胃腸弱，大腸充 　氣 3.胃痙攣 4.(胃、十二指腸) 　潰瘍	*右上腹痛～膽結石 　～十二指腸潰瘍 *中中腹痛～小腸 　炎～胃及十二指 　腸潰瘍 *中上腹痛～胃炎 　、胃潰瘍 *左上腹痛～胰臟 　炎～尿道結石 *T6T7S2移位	1.情緒鬱悶，肝氣鬱結犯胃 *實證～拒按 　虛證～喜暖
	圖　　　　　示		說　　　　　明
氣 罐 療 法 （一）			▲療位： 　1.上腹 　2.中腹 　3.下腹 ▲要領： 　1.(上腹)～(滑)(小罐) 　2.(中腹)～(圓滑)(小罐) 　3.(下腹)～(滑)(小罐)
氣 罐 療 法 （二）			▲穴位： 　1.膻中～兩(第四肋)之中 　，(兩乳)之中 　2.中脘～(臍)上4寸 　3.胃上～(臍)上2寸，旁開 　　4寸 ▲要領： 　1.(膻中)(中脘)～(滑) 　　(吸放) 　2.(胃上)x2～吸放

第三篇 （53）病名 ～（上腹脹痛）

項目	圖　　　示	說　　　明
氣罐療法（三）	內關　足三里　公孫　合谷	▲穴位： 1.內關～仰掌，腕紋中上2寸 2.合谷～(拇食)指虎口，歧骨凹陷處 3.足三里～(外膝眼)下3寸 4.公孫～足背最高點，內移骨邊陷處 ▲要領： 1.(內關)(合谷)～吸放 2.(足三里)(公孫)～吸放
氣罐療法（四）	T6　T7　S2	▲療位： 1.(T6～S2)膀胱經 2.(T6～S2)督脈 ▲要領： 1.(T6～S2)膀胱經～(滑)(吸放) 2.(T6～S2)督脈～(吸放) 3.(T6、T7)(S2)～吸放
特殊療法	（太極揉腹）（搓掌按臍） 北 東 南 西 (臍)　肚臍	▲太極揉腹： 1.以(肚臍)為中心，依序按揉(北、東、南、西)各36次 2.兩手平行，以太極式順揉腹部36次 ▲搓掌按臍： 1.掌心抹藥搓熱 2.迅速按(肚臍) 3.重覆3次

140

	內　因	外　因	他　因
病 因	1.胃腸弱～使大腸充氣，而腹脹 2.腸炎～過食或吃生冷食物	1. *右下腹痛～闌尾炎 *中下腹痛～膀胱炎 　～女性器病 *左下腹痛～大腸炎 2.T12L1移位 3.SIJ移位	1.（腎、膀胱、卵巢、子宮） 　病變而併發

	圖　　　示	說　　　明
氣 罐 療 法 （一）		▲療位： 　1.上腹 　2.中腹 　3.下腹 ▲要領： 　1.（上腹）～（滑）（小罐） 　2.（中腹）～（圓滑）（小罐） 　3.（下腹）～（滑）（小罐）
氣 罐 療 法 （二）		▲療位： 　1.中脘～（臍）上4寸 　2.關元～（臍）下3寸 　3.（枕1.3） ▲要領： 　1.（中脘）（關元）～吸放 　2.（枕1.3）～吸放

項目	圖　　　示	說　　　明
氣罐療法（三）	 內關 足三里 公孫 合谷	▲穴位： 1.內關～仰掌，腕紋中上2寸 2.合谷～(拇食)指虎口，歧骨凹陷處 3.足三里～(外膝眼)下3寸 4.公孫～足背最高點，內移骨邊陷處 ▲要領： 1.(內關)(合谷)～吸放 2.(足三里)(公孫)～吸放
氣罐療法（四）	 (C) 腎俞 大腸俞 (D)	▲療位： 1.(T12～S) 2.腎俞～L2下旁開1.5寸 3.大腸俞～L4下旁開1.5寸 ▲要領： 1.(T12～S)膀胱經～(滑)(吸放) 2.(T12～S)～(吸放) 3.(腎俞)x2～吸放 4.(大腸俞)x2～吸放
特殊療法	(太極揉腹) (食療) 北 西　(臍)　東 南 紅心蕃薯菜　含殼仔草	▲食療： 1.搗汁，煎酒食 2.一服見效 ▲太極揉腹： 1.以(肚臍)為中心，依序按揉(北、東、南、西)各36次 2.兩手平行，以太極式順揉腹部36次

第三篇 （55）病名 ～ （腿足痠麻）

病 因	內　　　因	外　　　因	他　　　因
	1.血液循環不良 2.主動脈發炎	1.L.S移位 2.肌肉疲勞	1.糖尿病 2.靜脈曲張

	圖　　　　示	說　　　　明
氣 罐 療 法 （一）		▲療位： 1.（腰、臀） 2.腎俞～L2下旁開1.5寸 3.腰眼～L4下旁開3寸 4.腰陽關～L4 L5之間 5.環跳～（臀部）大轉子後 　　陷中 ▲要領： 1.（腰、臀）～滑 2.（腎俞）×2（腰眼）×2 　（環跳）×2～吸放 3.（腰陽關）（命門）～吸放
氣 罐 療 法 （二）		▲療位： 1.委中～（膝膕）中央 2.足三里～（外膝眼）下3寸 3.太沖～（1.2趾）趾縫上 　　歧骨間 ▲要領： 1.（委中）（承山）～吸放 2.（足三里）（太沖）～吸放

項目	圖　　　示	說　　　明
氣罐療法（三）	風市　陽陵泉　丘墟	▲穴位： 1.風市～立正兩手下垂，中指端 2.陽陵泉～膝外側(腓骨)小頭，微前下方 3.丘墟～(外踝)下微前陷中 ▲要領： 1.(風市)(陽陵泉)～吸放 2.(丘墟)～吸放
特殊療法（一）	（整骨盆） 量 → $\frac{L5}{髂上}$ 矯 → $\frac{上推}{低髂}$	▲量： 1.(L5與髂骨上緣)應平行 2.找出一側是否滑脫即為(酸痛側) ▲矯： 1.向上推(低臀)數次 2.如兩側均滑脫，(脫少者)先推
特殊療法（二）	(灸)八風　(刺)氣端	▲穴位： 1.八風～足五趾歧縫間左右共八穴 2.氣端～足十趾端，左右共十穴 ▲要領： 1.先灸(八風)～各2' 2.再刺(氣端)～各2下，擠2次

第三篇　(56) 病名 ～ (腿足無力)

	內　因	外　因	他　因
病 因	1.肌肉疲乏 2.血液循環不良	1.腰椎間盤突出 2.(L、S)移位	1.下肢靜脈曲張 2.糖尿病

	圖　　　　　　示	說　　　　　　明
氣 罐 療 法 (一)	 腎俞 腰眼 腰陽關 腰俞	▲療位： 1.(腰、臀) 2.腎俞～L2下旁開1.5寸 3.腰眼～L4下旁開凹陷處 4.腰陽關～L4 L5之間 ▲要領： 1.(腰、臀)～滑 2.(腎俞)×2～吸放 3.(腰眼)×2～吸放 4.(腰陽關)(命門)～吸放
氣 罐 療 法 (二)	 委中 承山	▲穴位： 1.委中～(膝膕)中央 2.承山～(後小腿)下，人 　紋處 ▲要領： (委中)(承山)～吸放

項目	圖　　　　示	說　　　　明
氣罐療法（三）		▲穴位： 　1.陰市～膝上3寸 　2.足三里～(外膝眼)下3寸 　3.陽陵泉～(膝)外側(腓骨) 　　小頭微前下方 ▲要領： 　1.(陰市)×2～吸放 　2.(足三里)×2～吸放 　3.(陽陵泉)×2～吸放
氣罐療法（四）		▲穴位： 　1.陽輔～(外踝)上4寸 　2.復溜～(太溪)上2寸 ▲要領： 　1.(陽輔)×2～吸放 　2.(復溜)×2～吸放
特殊療法	(整骨盆) 量 → $\dfrac{L5}{髂上}$ 矯 → $\dfrac{上推}{低髂}$	▲量： 　1.(L5與髂骨上緣)應平行 　2.找出一側是否滑脫即為 　　(酸痛側) ▲矯： 　1.向上推(低臀)數次 　2.如兩側均滑脫，(脫少 　　者)先推

146

第三篇 （57）病名 ～（膝關節痛）

	內　　因	外　　因	他　　因
病 因	1.（膝關節）滑液分 　泌不良（膝蓋骨） 　軟化 2.（足三陰）病變 3.（足三陽）病變	1.（膝關節）脫臼 2.SIJ移位，致（長 　短腳）著力於（患 　膝） 3.（膝部）反射痛之 　（肌肉韌帶）病變 4.L4～L5移位 5.S變形或移位	

	圖　　　　　示	說　　　　　明
氣 罐 療 法 （一）	 膝上 (A) 左膝眼 (B) 右膝眼	▲療位： 　1.膝蓋（阿是） 　2.膝眼～（膝蓋骨）兩旁陷 　　中 ▲要領： 　1.阿是～（滑）（小罐） 　2.膝眼～吸放
氣 罐 療 法 （二）	 陽陵泉　7 陽交 光明(絡) 陽輔(經) 陰陵泉	▲穴位： 　1.陽陵泉～膝外側(腓骨小 　　頭)微前下方 　2.陰陵泉～膝內側，與（陽 　　陵泉）相對 　3.陽交～（外踝）直上7寸，斜 　　後1寸 　4.光明～（外踝）直上5寸 　5.陽輔～（外踝）直上4寸 ▲要領： 　1.（陰陵泉）（陽陵泉）～吸放 　2.（陽交）（光明、陽輔）～ 　　吸放

項目	圖　　　　示	說　　　　明
氣罐療法（三）		▲療位： 　C～（膝膕）上 　D～（膝膕）中～委中、陰谷 　E～（膝膕）下 ▲要領： 　1.～（膝膕）上～吸放 　2.～（膝膕）中～吸放 　3.～（膝膕）下～吸放
氣罐療法（四）		▲穴位： 　1.腎俞～L2下旁開1.5寸 　2.腰眼～L4L5旁開凹陷 　3.腰陽關～L4L5之中 　4.腰俞～S4下隙縫中 ▲要領： 　1.（腎俞）x2～吸放 　3.（腰眼）x2～吸放 　4.（腰陽關）（腰俞）～吸放
特殊療法	（整骨盆） 量 → L5　髂上 矯 → 上推　低髂	▲量： 　1.（L5與髂骨上緣）應平行 　2.找出一側是否滑脫即為（酸痛側） ▲矯： 　5.向上推（低臀）數次 　6.如兩側均滑脫，（脫少者）先推

第三篇 (58)病名 ～(踝關節痛)

	內　因	外　因	他　因
病 因	1.(氣傷痛)、(形傷腫)～內經 *(足三陰)病變 *(足三陽)病變	1.行走不穩,突然失腳 2.內翻～(外踝)副韌帶損傷 3.外翻～(內踝)副韌帶損傷 4.(前縫)～扭傷 5.S變形、歪斜 6.L4L5移位	*急性扭傷～先冷敷,第二天才可以整復

	圖　　　　　　　　示	說　　　　　　　明
氣 罐 療 法 (一)	 踝關節 ┈┈┈ (A) 阿是 痛點　↓ 向下刮	▲療位: 　1.阿是 　2.阿是周圍 ▲要領: 　1.阿是～(滑)(小罐) 　2.阿是周圍～(滑)(小罐)
氣 罐 療 法 (二)	 昆侖　太谿　陽交　7　丘墟	▲穴位: 　1.昆侖～(外踝)(跟腱)之中 　2.太谿～(內踝)(跟腱)之中 　3.陽交～(外踝)直上7寸,斜後1寸 　4.丘墟～(外踝)下微前陷中 ▲要領: 　1.(昆侖)(太谿)～吸放 　2.(陽交)(丘墟)～吸放

項目	圖　　　　　示	說　　　　　明
氣罐療法(三)		▲穴位： 1.申脈～(外踝)下5分 2.解谿～(小腿)(足背)相交處 3.照海～(內踝)下4分 4.陽陵泉～膝外側(腓骨小頭微前下方) ▲要領： 1.(申脈)(解谿)～吸放 2.(照海)(陽陵泉)～吸放
氣罐療法(四)		▲穴位： 1.腎俞～(命門)旁開1.5寸 2.腰陽關～(L4L5)之中 3.腰眼～(L4L5)旁開凹陷 4.腰俞～S4下隙縫中 ▲要領： 1.(腎俞)×2～吸放 2.(腰眼)×2～吸放 3.(命門～腰陽關～腰俞)～吸放
特殊療法		▲米字療法： 1.一手握(足跟)，一手握(腳背) 2.(2→4)B線，下壓均抗 3.(4→2)B線，上壓均抗 4.(1→4)A線，下壓均抗 5.(4→1)A線，上壓均抗 6.(3→4)C線，下壓均抗 7.(4→3)C線，上壓均抗 ▲整骨盆： 1.量～(L5)與(髂骨上緣) 2.矯～向上推(低臀)數次

	內　因	外　因	他　因
病 因	▲老年退行性病變 ▲足跟骨刺	1.外傷 2.軟組織增厚 3.跟骨附近勞損	▲體虛肥胖 ▲L.S移位反射痛

	圖　　　　　示	說　　　　明
氣 罐 療 法 （一）		▲療位： 1.(L.S) 2.腎俞～L2下旁開1.5寸 3.腰眼～L4下旁開3寸 4.腰陽關～L4L5之間 ▲要領： 1.L.S～(滑) 2.(腎俞)×2(腰眼)×2～ 　吸放 3.(腰陽關)(命門)～吸放
氣 罐 療 法 （二）	 （昆侖透太谿）	▲穴位： 1.昆侖～(外踝)(跟腱)之中 2.太谿～(內踝)(跟腱)之中 3.委中～(膝膕)中央 4.承山～(後小腿)下人紋處 ▲要領： 1.(昆侖)(太谿)～吸放 2.(委中)(承山)～吸放

項目	圖　　　　　　示	說　　　　　　明
氣罐療法 (三)	足三里 湧泉 照海 三陰交	▲穴位： 1.三陰交～(內踝)上3寸 2.足三里～(外膝眼)下3寸 3.湧泉～(足心)1/3卷趾凹陷處 4.照海～(內踝)下4分 ▲要領： 1.(三陰交)(足三里)～吸放 2.(湧泉)(照海)～吸放
特殊療法 (一)	(整骨盆) 量 → L5 髂上 矯 → 上推 低髂	▲量： 1.(L5與髂骨上緣)應平行 2.找出一側是否滑脫即為(酸痛側) ▲矯： 1.向上推(低臀)數次 2.如兩側均滑脫，(脫少者)先推
特殊療法 (二)	A 塩醋 → 灸刺 B 秘方 → 治刺	▲A.鹽醋灸刺： (請參照3-68下) ▲B.(秘方)治刺： 6帖治癒，來電詳告

第三篇 (60) 病名 ～ (腿部抽筋)

	內 因	外 因	他 因
病 因	1.津液不足，筋脈 　失養 2.臟腑功能減退 3.肝經病變	1.感受風寒外邪， 　致筋脈拘急 2.劇烈運動，小腿 　不自主收縮	▲臨床主要表現： 1.小腿肌肉抽筋 2.痙攣處，有粗硬筋結
	圖　　　　　示		說　　　　　明
氣 罐 療 法 (一)	 足三里 太衝		▲穴位： 　1.太沖～(1.2趾)趾縫上歧 　　骨處 ▲要領： 　1.(太沖)～(滑) 　2.(太沖)～吸放
氣 罐 療 法 (二)	 委中 承山		▲穴位： 　1.委中～(膝膕)中央 　2.承山～(後小腿)下人紋處 ▲要領： 　(委中)(承山)～吸放

項目	圖　　　　示	說　　　　明
氣罐療法 (三)	(陽陵泉) 陽陵泉 (昆侖) 昆侖	▲穴位： 　1.陽陵泉〜(膝外側)腓骨小 　　頭微前方 　2.昆侖〜(外踝)(跟腱)之間 ▲要領： 　(陽陵泉)(昆侖)〜吸放
氣罐療法 (四)	三陰交 照海　　　　　　太溪	▲穴位： 　1.太谿〜(內踝)(跟腱)之 　　間 　2.照海〜(內踝)下4分 　3.三陰交〜(內踝)上3寸 ▲要領： 　1.(太谿)(昆侖)〜吸放 　2.(照海)(三陰交)〜吸放
氣罐療法 (五)	阿是 筋結	▲療位： 　阿是〜筋結 ▲要領： 　1.滑 　2.吸放

第三篇 (61) 病名 ～ (靜脈曲張)

	內　因	外　因	他　因
病 因	1. 血流量增加，使 　靜脈內壓上升 2. 靜脈瓣膜障礙 3. 靜脈壁損傷 4. 血栓使血液回流 　和亂流	1. 長久站立，下肢 　靜脈擴張	▲天生靜脈壁纖弱

	圖　　　　　　示	說　　　　　　明
氣 罐 療 法 (一)	 膀 胱 經　　T1　　膀 　　　　　　胱 　　　　　　經 　　　　S4	▲療位： 　1. 頸斜 　2. (T.L.S)膀胱經 　3. (T.L.S)督脈 ▲要領： 　1. (頸斜)～(滑) 　2. (T.L.S)膀胱經～(滑) 　　(吸放) 　3. (T.L.S)督脈～吸放
氣 罐 療 法 (二)	(膝膕)　　　　(肘窩) 　(C)　(D)	▲療位： 　1. 膝膕～促進下半身血液 　　循環 　2. 肘窩～促進上半身血液 　　循環 ▲要領： 　1. (膝膕)×2～吸放 　2. (肘窩)×2～吸放

項目	圖　　　　　　示	說　　　　　明
氣罐療法 (三)	阿是 (静脈曲張處)	▲療位： 　阿是～(静脈曲張)處 ▲要領： 　1.輕滑 　2.小罐
氣罐療法 (四)	 天突　乳根　膻中　乳根	▲療位： 　1.天突～膻中 　2.乳上 　3.乳下 　4.乳房 ▲要領： 　1.(天突--膻中)～滑 　2.(乳上、乳下)～滑 　3.(乳房)～吸放/30分鐘
特殊療法	穿 → 彈力襪	▲功效： 　可防止静脈回流和瘀血 ▲要領：常穿

第三篇 (62) 病名 ～ (痛風)

	內　因	外　因	他　因
病　　　　　因	1.血液中蓄積(尿酸)而在(末梢小關節)引起腫脹、劇痛 2.高尿酸血	1.風吹到關節,產生強烈疼痛 2.(S)(LSJ)向右側彎曲	1.因美食而肥胖 2.(肉類)(魚貝類)(內臟)攝取過多 3.喝酒太多

	圖　　　　示　　　　說　　　　明	
氣罐療法(一)		▲主治:(手痛風) ▲穴位: 　1.頭維～(額角)入髮際處 　2.曲池～(肘窩)橫紋端 　3.合谷～(1.2指)虎口歧骨間 ▲要領: 　1.(頭維)×2～吸放 　2.(曲池)(合谷)～吸放
氣罐療法(二)		▲主治:(足痛風) ▲穴位: 　1.太谿～(內踝)與(跟腱)之間 　2.公孫～足背最高點,骨邊陷中 　3.陽陵泉～(膝外側)腓骨小頭微前方 　4.陰陵泉～(膝內側)脛骨內髁後下緣 ▲要領: 　1.(太谿)(公孫)～吸放 　2.(陰陵泉)(陽陵泉)～吸放

項目	圖　　　　　　　示	說　　　　　　　明
特殊療法（一）	（檸檬醋）　　　　（腎蕨汁） 檸檬片 1斤 鮮球 腎蕨 4兩 高梁醋 1瓶　　冰糖 1斤	▲檸檬醋： 　1.洗淨（檸檬片）1斤、（高梁醋）1瓶、（冰糖）1斤 　2.泡製1個月 　3.每天喝1小杯，或稀釋服 　4.如急需，可來電詳告 ▲腎蕨汁： 　1.（腎蕨）鮮球4兩，絞汁服
特殊療法（二）	先 手 足　→　3分鐘　冷水　　（艾草浴） 後 手 足　→　1分鐘　熱水　　艾 全草	▲冷熱浴： 　1.使用（冷熱水）交替法 　2.先泡（冷水）3分鐘 　3.再泡（熱水）1分鐘 　4.交替9次 ▲艾草浴： 　1.全草煎水 　2.泡浴
特殊療法（三）	（灸八邪）　　（灸八風） （刺十宣）　　（刺气端） 大都 八邪　上都 （灸）　中都 　　　下都 十宣 （刺） （灸）八風 （刺）氣端	▲治（手）痛風： 　1.八邪～手五指岐縫間，左右共八穴 　2.十宣～手十指尖端，去爪甲一分，左右共十穴 　3.先灸（八邪）～各2' 　4.再刺（十宣）～各2下，擠2次 ▲治（足）痛風： 　1.八風～足五趾岐縫間左右共八穴 　2.氣端～足十趾端，左右共十穴 　3.先灸～（八風）～各2' 　4.再刺（氣端）～各2下，擠2次

第三篇 (63) 病名 ～ (白髮)(禿髮)

	內 因	外 因	他 因
病 因	1.副腎衰弱 2.腎虛 3.白斑 4.黑色素細胞功能急退 5.甲狀腺炙，貧血	1.勞傷 2.菸酒、疲勞、睡眠不足、壓力過大	1.年老退化 2.年輕人縱慾過度 3.服用藥物引起

	圖　　　　示	說　　　　明
氣 罐 療 法 (一)	 腎俞 志室 腰俞 復溜(經) 太溪(俞) 大鐘(絡) 水泉(郤)	▲療位： 1.腎俞～L2下旁開1.5寸 2.志室～L2下旁開3寸 3.復溜～(太溪)上2寸 4.太溪～(內踝)(跟腱)之間 ▲要領： 1.(腎俞)(志室)×2～吸放 2.(復溜)(太谿)×2～吸放
氣 罐 療 法 (二)	 上星	▲療位： 1.頭部 2.上星～(前頭)中線髮際邊向上1寸 ▲要領： 1.頭部～(滑)(小罐) 2.上星～吸放

項目	圖　　示	說　　明
氣罐療法 (三)	腎穴　手心　中衝　關衝 命門　手心　陽池	▲療位： 　1.手心～(腎)(命門)(手心) 　2.手背～(中衝)(關衝) 　　(陽池) ▲要領： 　1.手心～(輕滑)(輕吸放) 　2.手背～(輕滑)(輕吸放)
特殊療法 (一)	(食療) 碘 鈣 抗老品　　鐵質 蛋白質	▲(碘及鈣)： 　如：(海藻)(海帶)(紫菜) 　　(小魚)(貝殼) ▲鐵質： 　如：(牛排)(瘦醋肉)(菠菜) 　　(洋蔥)(馬鈴薯)(蘋果) 　　(柑橘)(葡萄) ▲蛋白質： 　如：(牛奶)(蛋)(大豆) ▲其他抗老品： 　如：(黑芝麻)(核桃)(炒黑 　　豆)(桑椹)(何首烏)
特殊療法 (二)	(外敷) A 桑白皮 4兩 B D　生麻油 桑葉　　旱蓮草 生薑 C	▲A方： 　置水中煮至爛去渣，刷於 　　頭上 ▲B方： 　搗爛之，敷於頭上 ▲C方： 　拔(白髮)，以(生薑)擦之 ▲D方： 　煮之、去渣、洗髮

第三篇 （64）病名 ～（骨質疏鬆）

	內　因	外　因	他　因
病 因	1.荷而蒙分泌降低 　成骨的作用減退	1.手術後 2.糖尿病患者	1.女姓閉經後，易患，60歲 　以上多見 2.運動不足 3.飲食中鈣之攝取不足 4.年輕時缺少運動或偏食

	圖　　　　　示	說　　　　明
氣 罐 療 法 （一）	（斜方肌）　（後頸）　（斜方肌）	▲療位： 　1.後頸 　2.斜方肌 ▲要領： 　1.後頸～(滑)(小罐) 　2.斜方肌～(滑)(小罐)
氣 罐 療 法 （二）	（背） （腰） （臀）	▲療位： 　1.背部 　2.腰部 　3.臀部 ▲要領： 　1.(背部)膀光經～(滑)(吸放) 　2.(腰部)膀光經～(滑)(吸放) 　3.(臀部)～(滑) 　4.(T1～S4)～(吸放)(力輕)

第三篇　(64) 病名 ～ (骨質疏鬆)		
項目	圖　　示	說　　明
氣罐療法(三)	肩 肘 腕	▲療位：(手臂) 1.肩關節 2.肘關節 3.腕關節 ▲要領： 1.肩關節～(滑)(吸放) 2.肘關節～(滑)(吸放) 3.腕關節～(滑)(吸放)
氣罐療法(四)	髖 膝 踝	▲(療位)：(腿足) 1.髖 2.膝 3.踝 ▲要領： 1.髖關節～(滑)(吸放) 2.膝關節～(滑)(吸放) 3.踝關節～(滑)(吸放)
特殊療法	(補鈣) 維他命 C.D → 陽光 牛奶 → 陽光 荷爾蒙 雌性 →	1.維他命C，可由蔬菜中攝取 2.人體之(鈣)質(70～80)% 可由牛奶中補足 3.(攝取鈣時，必須行日光浴 才易吸收

第三篇　(65)病名 ～(生理不順)(月經失調)

	內　因	外　因	他　因
病 因	1.賀爾蒙分泌失調 2.卵巢不正常排卵 3.(沖、任)二脈失 　常 4.肝、脾、腎失調 5.子宮位置異常	1.骨盤不正 2.手術後，有子宮 　肌瘤 3.L2移位 4.薦髂關節移位	1.突然驚喜或悲傷，而情緒 　不穩 2.生育過多 3.性生活過多 4.飲食不節 5.過於疲勞 6.穿高跟鞋，使骨盤前傾， 　產生瘀血

	圖　　　　　示	說　　　　　明
氣 罐 療 法 (一)		▲療位： 　1.腰、臀 　2.腎俞～L2下旁開1.5寸 　3.命門～L2L3之中 　4.腰俞～S4下隙縫中 　5.環跳～臀部，大轉子後 　　陷中 ▲要領： 　1.(腰、臀)～滑 　2.(腎俞)x2～吸放 　3.(命門)(腰俞)～吸放 　4.(環跳)x2～吸放
氣 罐 療 法 (二)		▲療位： 　1.下腹 　2.氣海～(臍)下1.5寸 　3.關元～(臍)下3寸 　4.中極～(臍)下4寸 　5.曲骨～(臍)下5寸 　6.子宮～(中極)旁開3寸 ▲要領： 　1.(下腹)～吸放 　2.(氣海、關元)(中極、曲 　　骨)～吸放 　3.(子宮)x2～吸放

項目	圖　　　　　示	說　　　　明
氣罐療法(三)		▲穴位： 　1.三陰交～(內踝)上3寸 　2.血海～垂足，手按膝， 　　拇指向內，指端是穴 　3.內庭～第(2.3趾)縫後5分 ▲要領： 　1.(血海)×2～(吸放) 　2.(三陰交)×2～(吸放) 　3.(內庭)×2～(吸放)
氣罐療法(四)		▲(療位)： 　1.　天突～膻中 　2.乳上 　3.乳下 　4.乳房 ▲要領： 　1.(天突-膻中)～(滑) 　2.(乳上、乳下)～(滑) 　3.(乳房)～吸放/30分
特殊療法	(整骨盆) 量 → L5 　　　髂上 矯 → 上推 　　　低髂	▲量： 　1.(L5與髂骨上緣)應平行 　2.找出一側是否滑脫即為 　　(酸痛側) ▲矯： 　7.向上推(低臀)數次 　8.如兩側均滑脫，(脫少 　　者)先推

第三篇 (66) 病名～(子宮肌瘤)

	內 因	外 因	他 因
病 因	1.(卵巢荷爾蒙)分泌旺盛(20～40歲) 2.月經過多，月經失調 3.子宮肌層產生腫塊(良性)	1.服避孕藥引起 2.常吃(冰冷)食品	▲(1/4)女性有，小如(豆粒)大如(人頭) ▲過大後主要症狀： (貧血)(排血塊)(下腹痛) (腰痛)(便秘)(頻尿) (不孕)(流產) ▲絕經後，肌瘤會變小

	圖　　示	說　　明
氣 罐 療 法 (一)		▲療位： 1.腰、臀 2.腎俞～L2下旁開1.5寸 3.命門～L2L3之中 4.腰俞～S4下陳縫中 5.環跳～臀部，大轉子後陷中 ▲要領： 1.(腰、臀)～滑 2.(腎俞)×2～吸放 3.(命門)(腰俞)～吸放 4.(環跳)×2～吸放
氣 罐 療 法 (二)		▲療位： 1.下腹 2.氣海～(臍)下1.5寸 3.關元～(臍)下3寸 4.中極～(臍)下4寸 5.曲骨～(臍)下5寸 6.子宮～(中極)旁開3寸 ▲要領： 1.(下腹)～吸放 2.(氣海、關元)(中極、曲骨)～吸放 3.(子宮)×2～吸放

第三篇 （66）病名 ～ （子宮肌瘤）

項目	圖　　　　示	說　　　明
氣罐療法（三）		▲穴位： 1.三陰交～(內踝)上3寸 2.血海～垂足，手按膝，拇指向內，指端是穴 3.內庭～第(2.3趾)縫後5分 ▲要領： 1.(血海)×2～(吸放) 2.(三陰交)×2～(吸放) 3.(內庭)×2～(吸放)
氣罐療法（四）		▲(療位)： 1.天突～膻中 2.乳上 3.乳下 4.乳房 ▲要領： 1.(天突-膻中)～(滑) 2.(乳上、乳下)～(滑) 3.(乳房)～吸放/30分
特殊療法	(整骨盆) 	▲量： 1.(L5與髂骨上緣)應平行 2.找出一側是否滑脫即為(痠痛側) ▲矯： 7.向上推(低臀)數次 8.如兩側均滑脫，(脫少者)先推

第三篇 (67)病名 ～ (更年期障礙)

	內　因	外　因	他　因
病 因	1.(卵巢)功能衰退 2.賀爾蒙失調 3.自律神經失調 4.氣血循環不良 5.腎虛	1.女停經前後1～2 年	1.女性邁入老年之過度時期 　(46～55) 2.併發(心、肝、脾、胃)病 　變

	圖　　　　　　示	說　　　　　　明
氣 罐 療 法 (一)		▲療位： 　1.頸部 　2.斜方肌 ▲要領： 　1.(頸部)～滑 　2.(斜方肌)～滑
氣 罐 療 法 (二)	膝膕	▲療位： 　1.(T.L.S)膀胱經 　2.(T.L.S)督脈 　3.膝膕～促進下半身血液 　　循環 ▲要領： 　1.(T.L.S)膀胱經～吸放 　2.((T.L.S)督脈～吸放 　3.(膝膕)～吸放

項目	圖　　　示	說　　　明
氣罐療法（三）	（關元） 關元 （B） 天突 乳根　膻中　乳根	▲療位： 　1.胸部 　2.關元～(臍)下3寸 ▲要領： 　1.(天突→膻中)(乳上、乳下)～滑 　2.(雙乳)～(吸放) 　3.(關元)～(吸放)
氣罐療法（四）	（D） 血海 三陰交	▲(療位)： 　1.血海～手按膝上，拇指向內，指端是穴 　2.三陰交～(內踝)中上3寸 　3.肘窩～促進上半身血液循環 ▲要領： 　1.(血海)×2～吸放 　2.(三陰交)×2～吸放 　3.肘窩～滑
特殊療法	A龜鹿二仙酒 龜鹿二仙膠 1斤 → 米酒 5瓶 B枸杞補酒 枸杞子 50克 洗淨 泡 米酒 500克	A龜鹿二仙酒： ▲功能：滋陰補陽，陰陽調和 ▲炮製： 　1斤(膠)浸泡於5瓶(米酒)，使其全溶 ▲服法：睡前飲一小杯 B枸杞補酒： ▲功能：補腎益精，養肝明目 ▲炮製： 　1.浸泡酒中，加蓋密封 　2.每3天搖動一次 　3.15天即可飲用 ▲服法： 　1.每日服15毫升 　2.每日服3次

第三篇	(68)病名 ～（中風預防）(中風復健)		
病因	內　　因	外　　因	他　　因
	1.膽固醇過多，使動脈硬化 2.氣虛血瘀，脈絡不和 3.風痰瘀濁，留阻經絡	1.腦部動脈血管，過度充血 2.高血壓	1.吸煙 2.運動不足 3.精神壓力大 4.大氣污染 5.肥胖

	圖　　　　示	說　　　　明
氣罐療法 (一)		▲療位： 　1.(頸、斜) 　2.(T.L.S)膀胱經 　3.(T1～S4)督脈 ▲要領： 　1.(頸部)～滑 　2.(T.L.S)膀胱經～吸放 　3.(T.L.S)督脈～吸放
氣罐療法 (二)		▲療位： 　1.面 　2.顴髎～(顴骨)下緣 　3.攢竹～(眉端)骨陷中 　4.頰車～咬牙時，肌肉隆起處 ▲要領： 　1.面～(開運美容) 　2.顴髎～滑 　3.攢竹～滑 　4.頰車～滑

項目	圖　　　　示	說　　　明
氣罐療法（三）		▲療位： 1.手 2.肩髃～手臂平舉，肩峰凹陷 3.曲池～曲肘，肘橫紋端凹處 4.外關～俯掌，腕紋中上2寸 5.合谷～(拇食指)虎口，歧骨凹陷處 ▲要領： 1.手～滑 2.(肩髃)(曲池)～吸放 3.(外關)(合谷)～吸放
氣罐療法（四）		▲(療位)： 1.足 2.環跳 3.風市 4.委中 5.陽陵泉 6.太沖 ▲要領： 1.足～滑 2.(環跳)×2～吸放 3.(風市)(陽陵泉)～吸放 4.(委中)×2(太沖)×2～吸放
特殊療法	（刺十宣）　　（刺氣端） 	▲刺十宣： 1.先灸：(八邪) 2.再刺(十宣)各2下，擠2次 ▲刺氣端： 1.先灸(八風) 2.再刺(气端)各2下，擠2次

	內　因	外　因	他　因
病 因	1.貧血 2.(高、低)血壓 3.平衡神經障礙 4.肝陽上亢 5.氣血虧虛 6.腎精不足 7.痰濕中阻	1.眼疾 2.枕骨錯位 3.C1錯位 4.耳鳴	1.更年期障礙 2.神經症 3.中風(警訊)

	圖　　　　示	說　　　　明
氣 罐 療 法 (一)	（強心穴） 肘橫紋 間使　　　郄門 大陵　　　內關 腕橫紋 （俠溪）	▲療位： 　1.俠溪～第(4.5趾)趾縫上 　　5分，即(內耳迷路) 　2.內關～仰掌，腕紋中上 　　2寸 ▲要領： 　1.(俠溪)x2～(滑)～(吸放) 　2.(強心穴)～滑 　3.(內關)x2～吸放
氣 罐 療 法 (二)	A　A C　B　B　C D	▲療位： 　B.後頸 　C.斜方肌 　A.D.頭部 ▲要領： 　1.後頸項～滑 　2.斜方肌～滑 　3.頭部～滑

171

項目	圖　　　　示	說　　　　明
氣罐療法（三）		▲療位： 　1.風池～(風府)兩旁之髮際凹陷 　2.枕(1.2) ▲要領： 　1.(風池)x2～吸放 　2.(枕1、2)x2～吸放
氣罐療法（四）		1.(額頭)～向上滑 2.(眉毛)～向(眉尾)滑 3.(眼袋)～向(眼尾)滑 4.(迎香)～向(太陽)滑 5.(地倉)～向(耳中)滑 6.(承漿)～向(耳下)滑 7.(前頸)～向(下巴)上滑 8.(太陽→耳門→耳後→內肩)～(滑)～(排毒)
特殊療法		▲要領： 　1.以(拇指)刺激口縫線(通到喉嚨的上口蓋中心線)的裡側 　2.最初難受流淚，耳朵響起匹的一聲 　3.深坐在椅子，使脊椎筆直

172

第三篇 （70）病名 ～（失眠）

	內　因	外　因	他　因
病 因	1.思慮勞倦，內傷 　心脾 2.心腎不交，陰虛 　火旺 3.肝陽擾動，心膽 　氣虛 4.胃中不和，影響 　心神 5.自律神經失調	1.C1錯位 2.目眩 3.腦脹 4.肩僵 5.頭痛 6.耳鳴 7.心悸	1.習慣性 2.睡不安穩 3.容易作夢

	圖　　　　示	說　　　　明
氣 罐 療 法 （一）		▲療位： 　B.後頸 　C.斜方肌 ▲要領： 　1.(後頸)～滑 　2.(斜方肌)～滑
氣 罐 療 法 （二）		▲穴位： 　1.風池～(風府)旁開凹陷處 　2.安眠～(醫明)(風池)之中 　3.枕1、2、3點 ▲要領： 　1.(風池)×2～吸放 　2.(安眠)×2～吸放 　3.(枕1、2、3點)×2～吸放

項目	圖　　　　示	說　　　　明
氣罐療法（三）	 ←失眠穴	▲療位： 　1.背腰〜(膀胱經)〜(C.D) 　2.失眠穴〜(足跟部)正中央 ▲要領： 　1.膀胱經〜(滑)(吸放) 　2.失眠穴〜(吸)
氣罐療法（四）	 神門 陰郄 通里 靈道 三陰交	▲穴位： 　1.催眠穴 　　(1)神門〜仰掌，掌後橫 　　　　紋銳骨端 　　(2)陰郄〜(神門)上五分 　　(3)通里〜(神門)上1寸 　　(4)靈道〜(神門)上1寸半 　2.三陰交〜(內踝)上3寸 ▲要領： 　1.催眠穴〜(滑)(吸放) 　2.(三陰交)〜吸放
特殊療法		▲靜坐： 　1.上體中正 　2.(雙手)置於(腿)上 　3.閉目 　4.舌上頂 　5.正常呼吸 　6.全身放鬆 　7.靜坐15-30分鐘 ▲攤平： 　1.躺平，掌心向上，兩臂張開 　　45度，(雙腳)張開與肩同寬 　2.在(意念)上，全身放鬆，自然 　　進入安眠

第三篇 （71）病名 ～（近視）

	內　因	外　因	他　因
病 因	1. 心陽衰弱 2. 肝腎兩虛 3. 精血不足	▲過度使用眼力	▲先天遺傳 ▲維他命ＡＤ不足

	圖　　　　　示	說　　　　　明
氣 罐 療 法 （一）	頸斜　　　風池　　　合谷 風池―（風府）―風池 合谷	▲療位： 　1. 後頸、斜 　2. 風池～（風府）兩旁之髮 　　際邊 　3. 合谷～（拇食指）張開， 　　虎口歧骨間 ▲要領： 　1.（頸、斜）～滑 　2.（風池）×2～吸放 　3.（合谷）×2～吸放
氣 罐 療 法 （二）	曲泉 復溜（經） 太溪（俞）　光明 大鐘（絡） 水泉（郄）	▲療位： 　1. 復溜～（太谿）上2寸 　2. 俠谿～（第4.5趾）趾縫上 　　5分 　3. 光明～（外踝）上5寸 　4. 曲泉～膝內側膕窩橫紋 　　端 ▲要領： 　1.（復溜）（俠谿）～吸放 　2.（光明）（曲泉）～吸放

175

第三篇　（71）病名　～　（近視）		
項目	圖　　　　　　示	說　　　　　　明
氣罐療法（三）	太陽　　　　　　太陽	1.（額頭）～向上滑 2.（眉毛）～向（眉尾）滑 3.（眼袋）～向（眼尾）滑 4.（迎香）～向（太陽）滑 5.（地倉）～向（耳中）滑 6.（承漿）～向（耳下）滑 7.（前頭）～向（下巴）上滑 8.（太陽→耳門→耳後→內肩）～（滑）～（排毒）
氣罐療法（四）		▲要領： 1.（眉頭～眉尾）～滑 2.（上眼皮）～滑 3.（下眼皮）～滑 4.（眼周）～滑 5.使用3個最小罐，輪流滑
特殊療法	（食療） 維他命 A 維他命 D	▲維他命A之食物： 　如（海苔）（蛋） ▲維他命D之食物： 如1.魚（沙丁魚）（鮪魚）（鮭魚） 　　2.牛奶

	內　因	外　因	他　因
病 因	1.黑色素沉積於下 　表皮造成 　（先天性）	1.過敏體質，如氣 　喘過敏性鼻炎 2.（眼眶四周）皮膚 　濕疹	1.不適合的化妝品 2.睡眠不足 3.抽菸、喝酒 4.營養不均，焦慮不安

	圖　　　　　　示	說　　　　　　明
氣 罐 療 法 （一）	A　　A B　B C　　C C2／T2	▲療位： 1.頸、斜 2.C2 T2 ▲要領： 1.(頸、斜)～滑 2.(C2)(T2)～吸放
氣 罐 療 法 （二）	風池 風池　(風府)　風池 光明 光明	▲療位： 1.風池～(風府)兩旁之髮際 　邊 2.光明～(外踝尖)直上5寸 ▲要領：、 1.(風池)×2～吸放 2.(光明)×2～吸放

項目	圖　　示	說　　明
氣罐療法（三）		▲療位：（眼周） ▲要領： 　1.（眉頭～眉尾）～滑 　2.（上眼皮）～滑 　3.（下眼皮）～滑 　4.（眼周）～滑 　5.使用3個最小罐，輪流滑
氣罐療法（四）	攢竹 絲竹空 瞳子髎 四白	▲穴位： 　1.攢竹～眉毛內側端 　2.絲竹空～眉梢外側 　3.瞳子髎～眼尾後0.5寸 　4.四白～瞳孔（直下1寸） ▲要領： 　1.（攢竹）（絲竹空）～（吸放） 　　（小罐） 　2.（瞳子髎）（四白）～（吸放） 　　（小罐）
特殊療法	（多攝取） 蛋白質　維生素A　維生素E	▲蛋白質： 　如（瘦肉）（牛奶）（蛋）（海產） ▲維他命A： 　如（胡蘿蔔）（柿子） ▲維他命E： 　如（芝蔴）（花生）（核桃） 　　（葵花子）

第三篇 （73）病名 ～ （白內障）

	內　因	外　因	他　因
病 因	1.肝胆火熾 2.風火升扰 3.陰盛火炎 4.气血不和，目內 　神水積滯	1.眼壓升高 2.情緒不暢	

	圖　　　　示	說　　　　明
氣 罐 療 法 （一）		▲療位： 　1.後頸(C1～C7) 　2.T1～T2 　3.光明～(外踝尖)直上5寸 ▲要領： 　1.(C1～T2)～滑 　2.(C1)(T2)～吸放 　3.(光明)×2～吸放
氣 罐 療 法 （二）		▲穴位： 　1.風池～(風府)兩旁之髮際 　　邊 　2.翳風～(耳垂根)後5分 　3.光明～(外踝)尖，直上 　　5寸 　4.外關～俯掌，腕紋中上 　　2寸 ▲要領： 　1.(風池)×2～吸放 　2.(翳風)×2～吸放 　3.(光明)(外關)～吸放

項目	圖　　　　示	說　　　　明
氣罐療法（三）	 心俞 肝俞 胆俞 三焦俞 腎俞	▲穴位： 1.心俞～T5下旁開1.5寸 2.肝俞～T9下旁開1.5寸 3.膽俞～T10下旁開1.5寸 4.三焦俞～L1下旁開1.5寸 5.腎俞～L2下旁開1.5寸 ▲要領： 1.（背）（腰）～滑 2.（心俞）～吸放 3.（肝俞、膽俞）x2～吸放 4.（三焦俞、腎俞）x2～吸放
氣罐療法（四）	 E　E	▲要領： 1.（眉頭～眉尾）～滑 2.（上眼皮）～滑 3.（下眼皮）～滑 4.（眼周）～滑 5.使用3個最小罐，輪流滑
特殊療法	 陽池（原）	▲穴位： 陽池～（俯掌）腕紋中央 ▲要領： 1.艾灸，一天一次，連續六週 2.辣灸，貼辣椒膏

	內　因	外　因	他　因
病 因	1.甲狀腺功能亢進 2.喉頭炎、長繭	1.感冒引起之(喉頭炎)致暫時性嘶啞 2.抽煙過多 3.飲酒過多	1.(喉癌)引起 2.(咽頭癌)引起 3.(甲狀腺癌)引起

	圖　　　　示	說　　　　明
氣 罐 療 法 (一)	(F)肩背區　(A)後項區 肩胛手足區　(B)心肺區 (C)肝木區 (D)脾胃區 (E)腎水區 臀部坐骨區	▲療位： 　1.(頸斜) 　2.背 ▲要領： 　1.(頸、斜)～滑 　2.(背)～(滑)(吸放)
氣 罐 療 法 (二)	天突 乳根　乳根 膻中	▲(療位)： 　1.天突～膻中 　2.乳上 　3.乳下 　4.乳房 ▲要領： 　1.(天突-膻中)～(滑) 　2.(乳上、乳下)～(滑) 　3.(乳房)～吸放/30分

第三篇 （74）病名 ～（失音）（嘶啞）

項目	圖　　　　示	說　　　　明
氣罐療法（三）		▲穴位： 1.扶突～（人迎）旁開1.5寸 2.廉泉～（喉結）上方 3.間使～（大陵）上3寸 4.通里～（神門）上1寸 5.合谷～（拇食指）張開，虎口歧骨間 ▲要領： 1.（扶突）（廉泉）～（滑）（小罐） 2.（間使）（通里）～吸放 3.（合谷）×2～吸放
氣罐療法（四）	足背 	▲療位： 1.足背(扁桃腺)(胸巴淋巴腺)(氣管) 2.腳底(甲狀腺)/G ▲要領： 1.足背～吸放 2.腳底～吸放
特殊療法	A 蟬殼 細末 ──→ 清水服 B 訶子 桔梗 9克 9克 ──→ 水煎服 蒲公英 麥冬 24克 6克	▲A方： 研細末，用清水服之，其妙如神 ▲B方： 1.每日一劑 2.早晚分服 3.療效顯著

第三篇 (75) 病名 ～ (自律神經失調)

	內　因	外　因	他　因
病 因	▲(交感神經)(副交 　感神經)失調 ＊交感神經～使(內 臟)功能(旺盛) ＊副交感神經～使 (內臟)功能(鎮定)	1.壓力太大 2.飲食生活不正常 3.運動不足	臨床上的症狀 1.頭痛 2.頸痠痛 3.肩膀痠痛 4.腰痛 5.暈眩 6.便秘 7.下痢

	圖　　　　示	說　　　　明
氣 罐 療 法 (一)		▲療位： 1.頸斜 2.枕1.2 ▲要領： 1.(頸、斜)～滑 2.(枕1.2)×2～吸放
氣 罐 療 法 (二)		▲療位： 1.(T、L、S)膀胱經 2.(T、L、S)督脈 ▲要領： 1.(T、L、S)膀胱經～ 　(滑)(吸放) 2.(T、L、S)督脈～吸放

項目	圖　　　　示	說　　　　明
氣罐療法（三）		▲(療位)： 　1. 天突～膻中 　2.乳上 　3.乳下 　4.乳房 ▲要領： 　1.(天突-膻中)～(滑) 　2.(乳上、乳下)～(滑) 　3.(乳房)～吸放/30分
氣罐療法（四）		1.(額頭)～向上滑 2.(眉毛)～向(眉尾)滑 3.(眼袋)～向(眼尾)滑 4.(迎香)～向(太陽)滑 5.(地倉)～向(耳中)滑 6.(承漿)～向(耳下)滑 7.(前頸)～向(下巴)上滑 8.(太陽→耳門→耳後→內肩)～(滑)～(排毒)
特殊療法		1.針對(自律神經)失調之病症，有效消除` 2.睡前泡澡及喝一杯熱牛奶 3.(23時)前須就寢 4.飲食上要正常 5.心情要放鬆

第三篇　（76）病名 ～ （多汗）

	內　因	外　因	他　因
病 因	▲體質易出汗	▲濕度高當天氣轉 　熱時易排汗使體 　溫下降	▲容易精神緊張者

	圖　　　　示	說　　　　明
氣 罐 療 法 （一）	喘息　　復溜　　後溪 大椎 復溜　太谿 1.後溪	▲穴位： 1.喘息～C7旁開1寸 2.復溜～(太谿)上2寸 3.後溪～握拳，小指外側 　之本節拳尖 ▲要領： 1.(喘息)×2～吸放 2.(復溜)×2～吸放 3.(後溪)×2～吸放
氣 罐 療 法 （二）	氣海　　　　復溜 (臍) (氣海) (關元) (中極) 復溜　太谿	▲穴位： 1.气海～(臍)下1.5寸 2.復溜～(太谿)上2寸 ▲要領： (气海)(復溜)～吸放

項目	圖　　　　示	說　　　　明
氣罐療法（三）	合谷　　　　　　復溜 合谷 復溜 太谿	▲療位： 1.合谷～(拇食指)張開，虎口歧骨間 2.復溜～(太谿)上2寸 ▲要領： (合谷)(復溜)～吸放
氣罐療法（四）	腎俞　　　　　　後溪 腎俞 命門 1.後溪	▲穴位： 1.腎俞～L2下旁開1.5寸 2.後溪～握拳，小指外側之本節拳尖 ▲要領： 1.(腎俞)×2～吸放 2.(後溪)×2～吸放
特殊療法	黃耆皮 1錢 地骨皮 1錢 五味子 8分　稍芙 →沖開水→飲用	▲連服三天

	內　　因	外　　因	他　　因
病 因	▲耗損元陽而腎虧		▲臨床表現： 1.夜間睡醒後，全身皆汗 2.不論(冬天)(夏天)皆然

	圖　　　　　　　示		說　　　　　　明
氣 罐 療 法 (一)	大椎　　　　　合谷 		▲穴位： 1.大椎～(C7T1)之中 2.合谷～(拇食指)張開， 　虎口歧骨間 ▲要領： 1.(大椎)～吸放 2.(合谷)x2～吸放
氣 罐 療 法 (二)	百會 		▲穴位： 1.百會～兩耳尖直上，頭 　頂正中 2.後溪～握拳，小指外側 　之節拳尖上 ▲要領： 1.(百會)～吸放 2.(後溪)x2～吸放

第三篇 (77) 病名 ～ (盜汗)

項目	圖　　　示	說　　　明
氣罐療法 (三)	肝俞　　　　陰郄 肝俞 膽俞 脾俞 神門 陰郄 通里 靈道	▲穴位： 1.肝俞～T9下旁開1.5寸 2.陰郄～(神門)上5分 ▲要領： 1.(肝俞)×2～吸放 2.(陰郄)×2～吸放
特殊療法 (一)	(麥粒湯) 小麥/5兩 → 炒、響(攪動) → 響聲將寂 + 水/1大碗 → 煮沸 → 麥粒湯服下	▲炒(小麥)時，要常攪動 ▲一服即癒
特殊療法 (二)	(桂圓湯) 去殼 桂圓乾/15粒 + 蜜枇杷葉/5錢 + 水/1杯 → 煎成9分	▲睡前服 ▲連服5次

第三篇 （78）病名 ～（腎結石）

	內　因	外　因	他　因
病 因	▲溶於尿的(尿酸) (草酸)(磷酸)等 成分，黏附(鈣) 而形成結石	1.細菌感染 2.甲狀腺功能亢進	▲高尿酸血症容易形成腎 結石

	圖　　　　　　　　示	說　　　　　　　　明
氣 罐 療 法 （一）	 命門　腎俞　膀胱俞	▲穴位： 1.腎俞～L2旁開1.5寸 2.膀胱俞～S2下旁開1.5寸 ▲要領： 1.(腎俞)×2～吸放 2.(膀胱俞)×2～吸放
氣 罐 療 法 （二）	 水分　肚臍　關元　水道　中極　水道	▲穴位： 1.關元～(臍)下3寸 2.中極～(臍)下4寸 3.水道～(關元)旁開2寸 4.天樞～(臍)旁開2寸 ▲要領： 1.(關元)(中極)～吸放 2.(天樞、水道)×2～ 　吸放

項目	圖　　　　　示	說　　　　　明
氣罐療法（三）	三陰交　　　　　　水泉 血海 三陰交 復溜(經) 太溪(俞) 大鐘(絡) 水泉(郄)	▲穴位： 1.三陰交～（內踝）上3寸 2.水泉～（太谿）下1寸 ▲要領： （三陰交）（水泉）～吸放
特殊療法（一）	（A方） 葉 ⬭化石草 6片　・苦苓 8片　・水 8碗　・冰糖 → 煮成 5碗	▲服四次，可排石 ▲不可多服
特殊療法（二）	（B方） 檸檬 12個 →榨汁 （C方） 蔥 2斤　・豬腳尖 1斤 →煮汁	▲B方： 1.不加糖；可加水淡化 2.一天分多次服 3.連服五天 ▲C方： 1.蔥，不去青，不去根 2.不加料 3.連服三次

第三篇 (79)病名 ～ (膽結石)

	內　　因	外　　因	他　　因
病 因	1.膽固醇過高 2.糖尿病 3.壓力過大，產生 　(神精性疲勞)	1.長期受(農藥)(藥 　物)(重金屬)(防 　腐劑)(添加劑) 　毒害 2.暴飲暴食 3.肥胖	1.遺傳(比一般人高2-4倍) 2.不吃早餐，使(膽汁)中之 　(膽固醇)，呈過飽和狀態 　在膽囊內形成(結晶)而產 　生(結石)

	圖　　　　示	說　　　　明
氣 罐 療 法 (一)		▲穴位： 　1.內關～仰掌，腕紋中上 　　2寸 　2.阿是～痛處 ▲要領： 　1.先(內關)x2～吸放 　2.後(阿是)～吸放
氣 罐 療 法 (二)		▲穴位： 　1.陽陵泉～膝外側(腓骨 　　小頭)微前下方陷中 　2.膽囊穴～(陽陵泉)下1寸 ▲要領： 　1.(陽陵泉、膽囊穴)x2 　　～吸放

項目	圖　　　　　　示	說　　　　　明
氣罐療法（三）	中脘 下脘 （臍） 期門 日月	▲穴位： 　1.中脘～（臍）上4寸 　2.日月～（乳頭下三肋）即 　　　第(7.8)肋骨間 ▲要領： 　(中脘)(日月)～吸放
氣罐療法（四）	肝俞　　　膽俞	▲穴位： 　1.肝俞～L9下旁開1.5寸 　2.膽俞～T10下旁開1.5寸 　3.脾俞～T11下旁開1.5寸 ▲要領： 　1.(肝俞.胆俞)×2～吸放 　2.(脾俞)×2～吸放
特殊療法	（纖甘淨、天然療法） A　葡萄柚汁　蘋果汁　梅子汁 B | 鳳梨複合酵素 | 寡糖 | | 乳酸菌 | 橄欖油 |	▲A效用： 　淨腸排毒 ▲B效用： 　1.淨化(肝膽)毒素 　2.淨化(肝膽)結石 ▲若有需要，請來電

第三篇 (80)病名 ～ (糖尿病)

	內　因	外　因	他　因
病 因	1.(胰島素)不足， 　致體內缺少(葡 　萄糖) 2.腎功能減退 3.尿蛋白	1.T7T8T11神經受 　壓迫	1.遺傳、肥胖、消渴、精神 　壓力、飲食不節、勞慾過 　度、多食少動致(新陳代謝 　失調

	圖　　　　示	說　　　　明
氣 罐 療 法 (一)		▲療位： 　1.(T7～L2)膀胱經 　2.(T7～L2)脊椎 　3.(胰俞)(腎俞) ▲要領： 　1.(T7～L2)膀胱經～吸放 　2.(T7～L2)脊椎～吸放 　3.(胰俞)×2～吸放 　4.(腎俞)×2～吸放
氣 罐 療 法 (二)		▲療位： 　1.中脘～(臍)上4寸 　2.關元～(臍)下3寸 　3.水道～(關元)旁開2寸 ▲要領： 　1.(中脘)(關元)～吸放 　2.(水道)×2～吸放

第三篇 （80）病名 ～（糖尿病）

項目	圖　　　　　示	說　　　　　明
氣罐療法（三）	三陰交　足三里	▲穴位： 　1.足三里～(外膝眼)下3寸 　2.三陰交～(內踝)上3寸 ▲要領： 　1.(足三里)x2～吸放 　2.(三陰交)x2～吸放
氣罐療法（四）	復溜　太谿	▲療位： 　1.復溜～(太谿)上2寸 　2.腳底～胰臟(G) ▲要領： 　1.(復溜)x2～吸放 　2.(腳底～胰臟)～吸放
特殊療法	B 蠶繭 7個　　A 玉米鬚 2兩	A(玉米鬚湯)： 　1.(玉米鬚)每日2兩，水煎服 　2.玉米鬚～別名(番麥) 　　　　　　～別名(玉蜀黍) B(煎蠶繭)： 　1.(蠶繭)去蛹，炒黃，水煎 　2.每日一劑 　3.效果良好

第三篇 (81)病名 ～ (女不孕症)

	內　因	外　因	他　因
病 因	1.卵巢性不孕 2.子宮性不孕 3.輸卵管阻塞性不 　孕 4.腦下垂體、副腎 　、甲狀腺異常 5.賀爾蒙分泌不良	1.肝鬱氣滯 2.肝腎不足 3.胞宮寒冷 4.痰濕阻絡 5.精虧血少 6.L2L3L4及SIJ錯 　位 7.子宮畸型，骨盤 　偏差 8.T10移位	1.寒冷症 2.肥胖者 3.體質虛弱
	圖　　　　示		說　　　　明
氣 罐 療 法 (一)			▲療位： 　1.頸、斜 　2.(T.L.S)膀胱經 　3.(T.L.S)督脈 ▲要領： 　1.(頸、斜)～滑 　2.(T.L.S)膀胱經～吸放 　3.(T.L.S)督脈～吸放
氣 罐 療 法 (二)			▲療位： 　1.下腹 　2.陰交～(臍)下1寸 　3.氣海～(臍)下1.5寸 　4.關元～(臍)下3寸 　5.中極～(臍)下4寸 　6.子宮～(中極)旁開3寸 ▲要領： 　1.下腹～滑 　2.(陰交、氣海)(關元、中 　　極)～吸放 　3.(子宮)x2～吸放

項目	圖　　　　示	說　　　　明
氣罐療法（三）	（健胸） 天突 乳根　　膻中　　乳根	▲（療位）： 　1.天突～膻中 　2.乳上 　3.乳下 　4.乳房 ▲要領： 　1.（天突-膻中）～（滑） 　2.（乳上、乳下）～（滑） 　3.（乳房）～吸放/30分
特殊療法（一）	（整骨盆） 量 → L5 　　　髂上 矯 → 上推 　　　低髂	▲量： 　1.（L5與髂骨上緣）應平行 　2.找出一側是否滑脫即為(酸痛側) ▲矯： 　7.向上推(低臀)數次 　8.如兩側均滑脫，(脫少者)先推
特殊療法（二）	A方 益母早 2兩 → 煮 → 雞蛋 　　　　　　→ 燉 → 雞 B方 當歸 4錢 艾葉 香附 白芍 熟地 川芎 3錢 木通 2錢　桃仁 半錢 桂枝 2錢　紅花 半錢	▲A方： 　1.主治～氣血虛弱，久不受孕 　2.要領： 　（1）（益母草）煮（雞蛋） 　（2）（益母草）燉（雞）連湯服 ▲B方： 　1.主治～宮寒不孕 　2.症狀～經期落後，量少不暢，色紫有塊，痛經小腹冷

196

國家圖書館出版品預行編目(CIP)資料

罐療法/劉吉豐, 張玉鉛. —新北市:吉庭國際生技有限公司,
民 110.08
面;公分. —(全民豐健康叢書系列)
ISBN 978-986-06904-0-8(平裝)
1. 按摩 2. 經絡 3. 經穴
413.92   110012007

吉庭國際生技有限公司【全民豐健康叢書系列】
罐療法

作　　者：劉吉豐　張玉鉛
圖書出版：吉庭國際生技有限公司
發 行 人：干宗平
總　　編：黃郁鈞
美術設計：吉庭國際企劃
公司電話：＋886-2-89761761
公司地址：新北市三重區成功路４２號１６樓之5
印　　製：泰豪廣告企業社
定　　價：新台幣 199 元
出版日期：110 年 8 月